BIBLIOTHÈQUE MÉDICALE

FONDÉE PAR MM.

J.-M. CHARCOT et **G.-M. DEBOVE**

DIRIGÉE PAR M.

G.-M. DEBOVE

Membre de l'Académie de médecine,
Professeur à la Faculté de médecine de Paris,
Médecin de l'hôpital Andral.

BIBLIOTHÈQUE MÉDICALE CHARCOT-DEBOVE

VOLUMES PARUS DANS LA COLLECTION

V. Hanot. LA CIRRHOSE HYPERTROPHIQUE AVEC ICTÈRE CHRONIQUE.

G.-M. Debove et **Courtois-Suffit.** TRAITEMENT DES PLEURÉSIES PURULENTES.

J. Comby. LE RACHITISME.

Ch. Talamon. APPENDICITE ET PÉRITYPHLITE.

G.-M. Debove et **Rémond** (de Metz). LAVAGE DE L'ESTOMAC.

J. Seglas. DES TROUBLES DU LANGAGE CHEZ LES ALIÉNÉS.

A. Sallard. LES AMYGDALITES AIGUËS.

L. Dreyfus-Brissac et **I. Bruhl.** PHTISIE AIGUË.

P. Sollier. LES TROUBLES DE LA MÉMOIRE.

De Sinety. DE LA STÉRILITÉ CHEZ LA FEMME ET DE SON TRAITEMENT.

G.-M. Debove et **J. Renault.** ULCÈRE DE L'ESTOMAC.

G. Daremberg. TRAITEMENT DE LA PHTISIE PULMONAIRE. 2 vol.

Ch. Luzet. LA CHLOROSE.

E. Mosny. BRONCHO-PNEUMONIE.

A. Mathieu. NEURASTHÉNIE.

N. Gamaleïa. LES POISONS BACTÉRIENS.

H. Bourges. LA DIPHTÉRIE.

Paul Blocq. LES TROUBLES DE LA MARCHE DANS LES MALADIES NERVEUSES.

P. Yvon. NOTIONS DE PHARMACIE NÉCESSAIRES AU MÉDECIN. 2 vol.

L. Galliard. LE PNEUMOTHORAX.

E. Trouessart. LA THÉRAPEUTIQUE ANTISEPTIQUE.

Juhel-Rénoy. TRAITEMENT DE LA FIÈVRE TYPHOÏDE.

J. Gasser. LES CAUSES DE LA FIÈVRE TYPHOÏDE.

G. Patein. LES PURGATIFS.

A. Auvard et **E. Caubet.** ANESTHÉSIE CHIRURGICALE ET OBSTÉTRICALE.

L. Catrin. LE PALUDISME CHRONIQUE.

Labadie-Lagrave. PATHOGÉNIE ET TRAITEMENT DES NÉPHRITES ET DU MAL DE BRIGHT.

E. Ozenne. LES HÉMORROÏDES.

Pierre Janet. ÉTAT MENTAL DES HYSTÉRIQUES. — LES STIGMATES MENTAUX.

H. Luc. LES NÉVROPATHIES LARYNGÉES.

R. du Castel. TUBERCULOSES CUTANÉES.

J. Comby. LES OREILLONS.

J. Comby. L'EMPYÈME PULSATILE.

Chambard. LES MORPHINOMANES.

J. Arnould. LA DÉSINFECTION PUBLIQUE.

Achalme. ÉRYSIPÈLE.

P. Boulloche. LES ANGINES A FAUSSES MEMBRANES.

E. Lecorché. TRAITEMENT DU DIABÈTE SUCRÉ.

Barbier. LA ROUGEOLE.

M. Boulay. PNEUMONIE LOBAIRE AIGUË 2 vol.

A. Sallard. HYPERTROPHIE DES AMYGDALES.

Richardière. LA COQUELUCHE.

G. André. HYPERTROPHIE DU CŒUR.

E. Barié. BRUITS DE SOUFFLE ET BRUITS DE GALOP.

L. Galliard. LE CHOLÉRA.

Polin et **Labit.** HYGIÈNE ALIMENTAIRE.

Boiffin. TUMEURS FIBREUSES DE L'UTÉRUS.

E. Rondot. LE RÉGIME LACTÉ.

Ménard. COXALGIE TUBERCULEUSE.

F. Verchère. LA BLENNORRHAGIE CHEZ LA FEMME. 2 vol.

F. Legueu. CHIRURGIE DU REIN ET DE L'URETÈRE.

P. de Molènes. TRAITEMENT DES AFFECTIONS DE LA PEAU. 2 vol.

Ch. Monod et **J. Jayle.** CANCER DU SEIN.

P. Mauclaire. OSTÉOMYÉLITES DE LA CROISSANCE.

Blache. CLINIQUE ET THÉRAPEUTIQUE INFANTILES. 2 vol.

A. Reverdin (de Genève). ANTISEPSIE et ASEPSIE CHIRURGICALES.

Louis Beurnier. LES VARICES.

G. André. L'INSUFFISANCE MITRALE.

P. Bonnier. VERTIGE.

J.-B. Duplaix. DES ANÉVRYSMES.

De Grandmaison. LA VARIOLE.

Guermonprez (de Lille) et **Bécue** (de Cassel). ACTINOMYCOSE.

Ferrand. LE LANGAGE, LA PAROLE ET LES APHASIES.

Paul Rodet et **C. Paul.** TRAITEMENT DU LYMPHATISME.

Lecorché. TRAITEMENT DE LA GOUTTE.

A. Courtade. ANATOMIE, PHYSIOLOGIE ET SÉMÉIOLOGIE DE L'OREILLE.

H. Gillet. RYTHMES DES BRUITS DU CŒUR (physiologie et pathologie).

Legrain. MICROSCOPIE CLINIQUE.

J. Arnould. LA STÉRILISATION ALIMENTAIRE.

POUR PARAITRE PROCHAINEMENT

Laveran. DES HÉMATOZOAIRES CHEZ L'HOMME ET CHEZ LES ANIMAUX.

R. Blanchard. LES VERS DU SANG.

G. Martin. MYOPIE, HYPEROPIE, ASTIGMATISME.

Garnier. CHIMIE MÉDICALE. 2 vol.

Robin. RUPTURES DU CŒUR.

A. Martha. DES ENDOCARDITES AIGUËS.

Pierre Achalme. IMMUNITÉ.

E. Périer. HYGIÈNE ALIMENTAIRE DES ENFANTS.

J. Garel. RHINOSCOPIE.

M. Bureau. LES AORTITES.

Mauclaire et **De Bovis.** DES ANGIOMES.

Chaque volume se vend séparément. Relié : **3 fr. 50**

STÉRILISATION ALIMENTAIRE

PAR

Le Dr Jules ARNOULD

Professeur d'hygiène à la Faculté de Médecine de Lille,
Médecin-inspecteur de l'Armée (réserve).

PARIS

RUEFF ET Cie, ÉDITEURS

106, BOULEVARD SAINT-GERMAIN, 106

—

1894

AVANT-PROPOS

Ce travail semble être le complément naturel de celui
que la Bibliothèque médicale Charcot-Debove nous a fait
l'honneur d'accepter antérieurement (1). Il s'agissait alors
d'atteindre les germes infectieux sur les surfaces, les tissus,
dans les produits morbides, sur les objets, en un mot, qui
ont avec nous des rapports d'*extériorité* et d'où ces
germes peuvent nous revenir par les contacts, par l'air
atmosphérique, à la rigueur par des *ingesta* infectés secon-
dairement. Cette fois, nous poursuivrons, dans les matières
alimentaires et les boissons, dont les rapports avec notre
économie sont *intérieurs*, les germes pathogènes et tous
ceux qui, en altérant la substance alimentaire elle-même,
peuvent nuire au consommateur. La *stérilisation alimentaire*, c'est à peu près la désinfection appliquée aux matières alimentaires et aux boissons.

Il n'est guère utile de plaider l'opportunité d'un pareil
travail à l'époque actuelle. Bien qu'attachant une extrême
importance, dans la propagation des maladies infectieuses,
aux contacts directs ou indirects, et ne consentant pas à
renier le rôle de la véhiculation aérienne et de la pénétration par les voies respiratoires, nous pouvons, avec les
écoles modernes, proclamer que les maladies les plus
redoutables s'introduisent dans l'économie avec les *ingesta*, la viande, le lait, l'eau. Tout en résistant aux doc-

____

1. ARNOULD (J.). *La désinfection publique.* Vol. in-12, Paris, 1895.

trines simplistes, qui ne répondent guère à la complexité de la Nature, nous n'avons jamais mis en doute l'accessibilité de la voie gastro-intestinale aux virus, aux poisons morbides, sans parler des substances simplement irritantes, qui préparent l'implantation des germes pathogènes. L'étuve et la stérilisation ne sont pas toute la prophylaxie; mais elles méritent d'y tenir une bonne place.

Nous chercherons à procéder ici de la même manière que dans l'étude de la désinfection; c'est-à-dire que l'examen des circonstances à propos desquelles il faut stériliser, le but de cette pratique en d'autres termes, précédera l'exposé des méthodes et l'indication des agents de stérilisation. Dès maintenant, on peut pressentir qu'il y aura quelques différences entre la *stérilisation alimentaire* et celle des locaux et des effets, qui est la *désinfection*.

On pressent que la stérilisation alimentaire a grand besoin d'être largement *préventive*. L'*asepsie*, dans ce cas plus encore qu'ailleurs, est supérieure à l'*antisepsie*. Malgré le caractère relativement inoffensif que l'on pourra reconnaître aux agents de stérilisation acceptables, s'en servir c'est toujours réparer. Or, rien ne se prête moins à la réparation que les aliments et les boissons. Par le fait même qu'ils en ont besoin, il est à craindre qu'ils n'aient perdu de leurs qualités essentielles. D'ordinaire, la stérilisation ne les leur rend pas; ses effets, si heureux qu'ils puissent être, sont négatifs.

La nature et la destination des objets auxquels s'applique la stérilisation alimentaire font soupçonner aussi qu'elle devra être très réservée vis-à-vis de toute une classe des agents familiers à la désinfection pour la destruction des organismes infectieux : les *agents chimiques*. En effet, en dehors des combinaisons fâcheuses qu'ils peuvent former avec les aliments, la plupart des désinfectants chimiques sont des poisons d'une grande énergie; quelques-uns d'entre eux possèdent une saveur ou un fumet absolument antipathiques à la première des qualités d'un aliment, qui est de ne pas déplaire. On ne se figure pas une nourriture dont les condiments seraient empruntés aux corps de la série aromatique.

Il ne reste donc guère à la stérilisation alimentaire que les moyens *mécaniques* et les moyens physiques. Les premiers consistent en un nettoyage plus ou moins parfait, que la *filtration* réussit à un haut degré quand il s'agit de l'eau. Les seconds se résument en l'action du *froid* et surtout de la *chaleur*. On verra que, par eux-mêmes, ils ne sont pas non plus absolument inoffensifs à l'égard des substances alimentaires, si on ne les manie suivant certaines règles et avec certaines précautions.

Ils le sont toujours moins et moins infidèles que l'*oxyde de carbone*, l'*acide sulfureux*, l'*acide borique*, l'*acide salicylique*, etc., qui ont tenté autrefois de s'introduire dans la pratique de la conservation des aliments. Les hygiénistes, en général, ont résisté à cet effort, en vertu du principe : que toute substance qui n'existe pas naturellement dans les denrées alimentaires — autant dire qui est étrangère à l'économie humaine — y est inutile ou nuisible quand on l'y ajoute. La preuve de nocuité a été faite, d'ailleurs, pour les cas particuliers. Il faut se rappeler qu'en alimentation, la dose absorbée d'un agent chimique dans les conserves n'est presque jamais un accident; elle se renouvelle, et l'usage prolongé rend dangereux ce qui eût passé inaperçu une fois.

Au fond, les agents chimiques les moins inacceptables n'ont pas de chances sérieuses de succès, comme le contrôle scientifique l'a prouvé, contre les microbes pathogènes ou contre les organismes de la corruption que la stérilisation poursuit. On peu les laisser tomber dans le domaine de l'histoire et ne retenir, dans cet ordre d'idées, que quelques procédés très anciens, assez inoffensifs vis-à-vis des denrées alimentaires (*salaison, fromage*), très imparfaits, mais d'application facile, et dont les consommateurs se contentent en raison de services positifs que les aliments ainsi traités rendent encore.

On n'a pas l'habitude de comprendre, sous le titre de *stérilisation*, la destruction de grands parasites, cysticerques, trichines, etc. Ce ne serait pas, cependant, abuser du mot.

Nous ne nous occuperons pas, dans ce livre, des moyens de débarrasser les matières alimentaires et l'eau des divers helminthes. Mais l'on peut bien prévoir que les procédés de stérilisation qui exterminent les bactéries viennent, à plus forte raison, à bout du parasitisme animal : qui peut le plus peut le moins.

Le terme de « stérilisation *alimentaire* », que nous avons adopté, est une abréviation peut-être incorrecte. Rigoureusement, nous aurions dû écrire : « Stérilisation *des substances alimentaires et des boissons.* » Mais, une fois cet avertissement donné et, d'ailleurs, par les développements qui vont suivre, notre titre sera compris sans difficulté.

Une substance absorbable par les voies digestives n'est un *aliment* véritable qu'autant qu'elle renferme, dans les proportions nécessaires, *tous* les principes réclamés par l'entretien de nos tissus et par la dépense en travail. La viande n'est pas un aliment, mais une *substance alimentaire;* le lait non plus, sauf pour le nouveau-né. L'eau n'est qu'un *principe* alimentaire, comme l'albumine, la graisse. Il nous arrivera, pourtant, d'appliquer à toutes ces substances le titre d'*aliments*, pour abréger et parce que cette façon de parler est assez répandue pour qu'il n'y ait pas d'hésitation dans l'esprit du lecteur.

La stérilisation alimentaire est *publique* ou *privée*. Nous chercherons à déterminer dans quels cas elle peut être celle-ci ou celle-là, et dans quels elle peut être appliquée à un même objet, à la fois par les particuliers et par une administration ou une grande entreprise industrielle.

Pas plus qu'en désinfection, nous n'inventerons rien en stérilisation alimentaire. Nous nous bornerons à fixer de notre mieux l'état actuel de la question et de la pratique. Seulement, comme pour la désinfection, il est arrivé que notre mission dans l'enseignement et les fonctions que nous remplissions naguère dans l'armée nous ont associé plus d'une fois à la mise en vigueur de cette mesure de défense contre les épidémies. Nos appréciations ne seront pas purement théoriques.

LA STÉRILISATION ALIMENTAIRE

CHAPITRE I

POURQUOI IL FAUT STÉRILISER LES MATIÈRES ALIMENTAIRES

Les raisons de la stérilisation alimentaire sont, tantôt la présence, certaine ou probable, de *microbes pathogènes* dans nos aliments ou nos boissons; tantôt l'envahissement, reconnu ou présumé, de ces substances par des *microbes vulgaires*, dangereux par les altérations qu'ils font subir à l'aliment plus que par les troubles physiologiques dont ils peuvent être la cause.

§ I. — **Microbes pathogènes dans les aliments**

A. — Un certain nombre de microbes pathogènes se présentent dans nos aliments, la viande, le lait, par ce fait que l'animal d'où proviennent ces substances était lui-même en puissance d'une maladie transmissible à l'homme, telle que le charbon, la tuberculose, la morve, la fièvre aphtheuse, etc. C'est une infection alimentaire *primitive*.

1. Les viandes charbonneuses renferment sans conteste le microbe infectieux, puisque le bacille du charbon est le type de ceux que Buchner appelle « les parasites du sang ». Elles sont donc de consommation éminemment dangereuse, bien que nous ayons cité des exemples

d'équarrisseurs qui mangeaient habituellement — et impunément — des gigots de moutons charbonneux. Elles sont même tellement dangereuses que, partout, la police sanitaire les repousse absolument de la consommation publique, quelle que soit la préparation qu'on puisse leur faire subir. Aussi, ne proposons-nous pas pour elles la stérilisation systématique, avec l'intention qu'elles soient mangées après. Nous les mentionnons simplement comme étant de celles que l'on souhaiterait avoir été stérilisées, si, par mégarde et par malheur, il se trouvait qu'on en a mangé sans le savoir; ce qui ne paraîtra répréhensible à personne.

Le lait des animaux charbonneux pourrait aussi être pour l'homme le véhicule du virus, si l'on s'en rapporte aux expériences de Chamberlent et Moussous (1). Mais les femelles charbonneuses ne donnent pas longtemps du lait et, d'ailleurs, la transmission *par inoculation*, que Chamberlent et Moussous, après Feser et Bollinger, ont pratiquée dans le laboratoire, ne prouve à peu près rien de la transmission *par ingestion*. Celle-ci est très contestée en ce qui concerne le lait d'animaux charbonneux.

2. Les animaux de la race bovine, qui fournissent à l'alimentation publique le plus fort appoint de viande et de lait, sont très sujets à la *tuberculose* et, détail inquiétant, paraissent plus tuberculeux de jour en jour. A vrai dire, on les examine mieux et de beaucoup plus près qu'autrefois.

La mortalité des bovidés par tuberculose varie suivant les pays. En Saxe, elle est de 17 pour 100; à Leipzig, selon Rieck (2), de 26,7; à Bromberg, de 26; à Co-

1. Danger du lait des animaux charbonneux (*Revue sanitaire de Bordeaux*. 1885).

2. Die Tuberculose unter den Rindern auf dem Schlachthofe zu Leipzig in den Jahren 1888 bis 1891 (*Vierteljahrsschrift für gericht liche Medizin und öff. Sanitätswesen*, 1892, p. 572).

penhague, elle est de 17 pour 100, alors que la tuberculose des bêtes bovines y était inconnue avant 1840 (1). Encore est-il que ces chiffres sont pris dans les abattoirs publics; or, ce sont surtout les animaux malades que l'on conduit aux abattoirs clandestins. En France, les documents font défaut; cependant, on sait que la Champagne, la Bretagne, le Nivernais, le Béarn, la Beauce sont particulièrement infectés (Nocard). A Toulouse, en 1889, on a reconnu 1200 tuberculeux sur 15 000 animaux.

Heureusement, les tubercules ne font pas foyer dans la chair musculaire, et il est assez facile d'écarter de l'animal tuberculeux abattu, les poumons, les ganglions et divers viscères, qui portent essentiellement toutes les lésions. De telle sorte que les hygiénistes ont longtemps toléré l'usage *de la viande*, c'est à-dire de la chair musculaire des animaux tuberculeux encore en bon état extérieurement (ce qui n'est pas rare) et chez lesquels la maladie n'est pas généralisée.

A Berlin, du 1ᵉʳ avril 1891 au 31 mars 1892, 21 181 bovidés (15, 5 pour 100 du total) furent reconnus tuberculeux à l'abattoir. On n'en déclara absolument immangeables que 2 229.

Dans le grand-duché de Bade, en 1892, la tuberculose fut constatée chez 2950 animaux de cette espèce : Lydtin (1) estime, cependant, qu'il n'y a eu guère que 20 pour 100 de toute cette viande retirés de la consommation. Que devient le reste? Ce reste appartient à des animaux encore bien en chair, sans généralisation des lésions tuberculeuses, et est vendu, soit dans les boucheries ordinaires, soit plutôt dans les *Freibänke* (étaux libres), où il est permis de débiter, sous l'œil de la

---

1. Nocard. Prophylaxie de la tuberculose (*Congrès pour l'étude de la tuberculose*, Paris, 1893).

police et en faisant connaître la provenance des viandes de qualité inférieure mais non nuisibles (1).

En France, le *Congrès de la tuberculose* de 1888 a voté la saisie et la destruction de toutes les viandes provenant d'animaux tuberculeux, et ce vote radical a été suivi d'un décret interdisant la vente et l'usage du lait provenant de vaches tuberculeuses (décret de l'exécution duquel personne ne semble être chargé). Néanmoins, Nocard proteste et lutte pour la modération ; c'est-à-dire soutient que l'usage des viandes d'animaux tuberculeux peut être toléré quand les lésions ne sont pas généralisées. Il ne connaît pas un seul fait expérimental prouvant que, quelquefois au moins, *l'ingestion* de ces viandes a donné la tuberculose. Lorsqu'on a obtenu des résultats positifs dans ce sens, rien ne prouve qu'on ait pris soin de soustraire la viande ingérée à la souillure par *des liquides virulents* (pus, jetage, mucosités bronchiques, etc.) ou d'en extraire les ganglions, qui sont si souvent farcis de tubercules. Tel est le cas des expériences toujours citées de Gerlach, Johne, Weyssière, Peuch. Nocard (2) lui-même, Galtier (de Lyon), Perroncito (de Turin), Kastner (de Munich), dans des essais de ce genre, ont constamment échoué.

Il ressort d'expériences assez nombreuses que le *suc musculaire* peut contenir les bacilles de la tuberculose, quoique ce soit la minorité des cas (Chauveau, Arloing, Peuch, Galtier, Nocard, Kastner) : dix fois sur 75 vaches phthisiques. Mais, en général, le procédé par lequel on a

---

1. La généralisation des *Freibänke* et la création d'établissements de cette sorte là où il n'en existe pas, ont été conseillées par Bollinger, au *Congrès des hygiénistes allemands* à Brunswick, en 1890. Le Congrès donna son assentiment à ce vœu. Berlin n'a, cependant, pas de *Freibank* ; les viandes *tolérées* s'y vendent dans les boucheries et les boutiques ordinaires, quelquefois cuites (viandes ladriques). Le vendeur est tenu d'avertir les clients de la nature de ces viandes.

2. Sur l'utilisation des viandes des animaux tuberculeux (*Congrès internat. d'hygiène à Londres*, 1891).

reconnu la virulence de ce suc a été celui de l'*injection péritonéale*. Or, Nocard démontre qu'une viande dont le suc infecte des cobayes par le péritoine est ingérée impunément par des chats. C'est donc qu'elle renfermait des bacilles, mais pas assez nombreux pour germer dans le tube digestif. Les bacilles peuvent pénétrer dans le sang, par suite se trouver dans le suc musculaire, à la faveur de l'érosion d'un vaisseau, à l'occasion d'un grand et rapide développement du parasite, tel qu'il a lieu dans la tuberculose miliaire. Mais rien de pareil ne se produit dans les formes communes.

C'est une grosse perte et non absolument justifiée que de détruire toutes les viandes provenant d'animaux tuberculeux. On en mange, en fait, de ces viandes (Villaret), et beaucoup; sciemment ou, surtout, sans le savoir. Les consommateurs sont naturellement des adultes. Et pourtant, il existe des raisons d'observation vulgaire de croire que la tuberculose des adultes procède d'une tout autre source.

Aussi, en Allemagne, une ordonnance du 26 mars 1892 a-t-elle encore atténué le traitement, pourtant peu rigoureux, qu'on appliquait jusqu'ici aux viandes tuberculeuses. On ne saisit que les animaux maigres, ou, parmi ceux qui sont en bon état, ceux qui portent des lésions généralisées *par la voie de la grande circulation* (Nocard). A Paris, on ne saisit actuellement que les viandes à tuberculose généralisée ou celles qui, légèrement tuberculeuses, sont en même temps cachectiques (Laquerrière).

Veut-on, néanmoins, pourvoir à tout danger et, en consommant des viandes tuberculeuses ou simplement suspectes, donner satisfaction aux scrupules que peuvent faire naître les injections péritonéales de suc musculaire, il ne reste d'autre ressource que la *stérilisation* de cet aliment avant consommation, soit chez les particuliers, soit administrativement et dans un établissement central (l'abattoir de préférence). Et alors, naturellement, l'opération se limiterait aux viandes qui ont encore belle apparence et sont fournies par des bêtes à tuberculose purement viscérale. Celles que l'étendue des lésions, l'état d'amaigrissement de l'animal, rendraient répugnantes et de médiocre valeur alimentaire resteraient définitivement écartées.

Mais la tuberculose est extrêmement fréquente chez la race bovine, et il y a des gens timorés. Degive, en Belgique, a trouvé des étables où tous les animaux étaient tuberculeux. Les viandes « suspectes » pourraient se multiplier étonnamment. Faudra-t-il stériliser toutes les viandes destinées à l'alimentation?

Il eût été difficile, naguère, de répondre à cette question négativement, et quelques hygiénistes se résignaient à conseiller la stérilisation dans tous les cas, au moins dans les ménages. Aujourd'hui, la découverte de la *tuberculine* et son application au diagnostic de la tuberculose chez les bovidés (Nocard, Degive, Sosna) viennent heureusement de simplifier le problème. Avec l'injection de tuberculine, il n'y a plus de bovidés suspects : ils sont tuberculeux ou ils ne le sont pas. Il devient donc facile de savoir quand il faut stériliser et à quel moment cette précaution est inutile. On pourra encore, selon le goût des consommateurs et selon certaines indications thérapeutiques, trouver des viandes que l'on puisse manger *saignantes*, sans être bourrelé d'inquiétudes après. Vallin reviendra peut-être sur le conseil qu'il donnait autrefois d'encourager l'usage des viandes bien cuites au détriment des viandes saignantes.

Au *Congrès de la tuberculose* de 1895, Nocard propose avec raison : d'injecter la tuberculine à tous les bovidés, de séparer les tuberculeux des animaux sains, de désinfecter rigoureusement les étables et, d'ailleurs, d'engraisser pour la boucherie les animaux qui auront réagi.

A la même réunion scientifique, Degive fait connaître qu'en Belgique, depuis 1892, l'emploi des injections de tuberculine est en quelque sorte officiel. Il existe, à l'École vétérinaire de Bruxelles, un dépôt de tuberculine alimenté par l'institut Pasteur, et auquel les vétérinaires peuvent toujours demander la tuberculine qui leur est nécessaire. Thomassen, à Utrecht, a fait pour la Hollande ce que Degive a fait pour la Belgique.

Si l'État ne rend pas obligatoire l'épreuve de la tuberculine, elle semble assez conforme aux intérêts des particuliers pour qu'on puisse espérer la voir se répandre néanmoins.

Le *lait des vaches tuberculeuses* est suspect à peu près comme la viande, quoique Nocard le redoute davantage. Il ne renferme un nombre notable de bacilles tuberculeux que dans les cas de tuberculose miliaire ou dans la tuberculose chronique généralisée, surtout quand il existe des lésions tuberculeuses de la mamelle.

Ferdinand May, à Munich, inoculant le lait de 6 vaches tuberculeuses à des cochons d'Inde, ne réussit à produire l'infection que par le lait d'une seule de ces vaches, qui était en état de tuberculose généralisée (1).

De 28 vaches atteintes de tuberculose généralisée, mais dont la mamelle était saine, Bang (de Copenhague) inocula le lait sur 48 lapins et n'en trouva que 2 dont le lait révélait des propriétés virulentes. En réunissant ces expériences à d'autres, dans lesquelles les animaux étaient parfois extrêmement phthisiques, il se trouve que 63 vaches en fournirent 9 dont le lait offrait des qualités virulentes (2).

1. MAY (Ferd.). Ueber die Infectiosität der Milch perlsüchtiger Kühe (*Archiv. f. Hygiene*, I, p. 121, 1885).

2. BANG. Le danger supposé de la consommation du lait et de la viande sains en apparence mais provenant d'animaux atteints de la tuberculose (*Congrès internat d'hygiène à Londres*, 1891).

Fiorentini (de Pavie) a inoculé 48 espèces de lait provenant de vaches réputées phthisiques et dont 18 au moins ont été reconnues tuberculeuses à l'abattoir, les autres n'ayant pu être autopsiées ; il a inoculé 76 cobayes et 4 lapins. Seuls, 1 lapin et 5 cobayes devinrent tuberculeux (1).

Mais, ici encore, *inoculation* et *ingestion gastrique* sont deux procédés d'inégale valeur ; la première réussit bien mieux que la seconde et avec un nombre moins considérable de bacilles. Gebhardt a pu faire ingérer impunément du lait de vache tuberculeuse *étendu* dans 40, 50, 100 volumes de lait sain.

Cependant, M. Fadyean et Sims Woodhead (2) constatent que sur 127 cas de tuberculose infantile, il existait 45 fois des tubercules intestinaux et que 24 de ces derniers cas tombaient dans la période de 1 ans à 5 ans et demi, c'est-à-dire dans celle où le lait de vache remplace surtout le lait de femme. La statistique de Heller, citée par Gartner, d'après laquelle la plus grande fréquence de la tuberculose affecte les premières années de la vie à partir de l'âge de six mois semble indiquer aussi que la substitution du lait de vache au lait de femme pour l'alimentation des enfants n'est pas étrangère à la multiplication des cas, encore qu'il y ait des raisons de croire que la contagion n'y perd pas son rôle, si l'hérédité n'intervient pas pour sa part (5).

Il faut donc toujours, comme dit Bang, prendre des précautions contre l'usage alimentaire du lait, sans en

1. Fiorentini (Angelo) et Parietti (E.). Sulla possibile transmissione della tuberculosi mediante il latte, etc. (*Giornale della Reale Società italiana d'Igiene*, p. 199, 1892).

2. On the Transmission of Tuberculosis from Animals to Man by means of Flesh and Milk derived of tuberculous Animals (*Congrès internat. d'hygiène de Londres*, 1891).

5. Voy. Gartner. Ueber die Erblichkeit der Tuberculose (*Zeitschrift für Hygiene und Infectionskrank.*, XIII, p. 99, 1892).

exagérer le danger, comme on l'a fait quelquefois. A vrai dire, au point de vue absolu, la question de l'*intensité* du danger n'a guère de valeur.

Le diagnostic par la *tuberculine* devra, ici encore, simplifier la situation. Sosna (1) réclame cette épreuve au moins pour les vaches qui fournissent du lait à destination des nourrissons ou des malades. Nous estimons qu'il faudra partout déterminer et isoler les animaux tuberculeux, selon le conseil de Nocard, en sorte qu'il n'y ait, dans une étable rigoureusement désinfectée, que des animaux sains.

Dès lors, quoi de plus facile que de séparer aussi le lait sain du lait suspect? Nous verrons que ce ne serait pas une raison de ne plus stériliser le premier, quand il s'agit d'alimenter des nourrissons. Mais l'on saurait dans quels cas il faut positivement faire cesser l'infection tuberculeuse du lait. On écarterait, du reste, de l'alimentation des humains le lait des vaches tuberculeuses pour le donner cuit à d'autres animaux, ou mieux, comme l'entend Nocard, on rayerait ces vaches de la production du lait et on les engraisserait rapidement pour la boucherie.

3. Les germes du *charbon symptomatique*, de la *péripneumonie*, du *typhus bovin*, de la *morve*, du *tétanos*, de la *septicémie*, du *rouget* des porcs, du *choléra des poules*, etc., peuvent, sans doute, exister dans la viande des animaux infectés et être véhiculés par leur lait, quand il s'agit de ceux de la race bovine ou caprine. Nous n'insisterons pas beaucoup à cet égard, parce que tantôt les maladies dont il est question doivent faire rejeter simplement la viande et le lait des animaux qui en sont entachés; tantôt les zoonoses de cette catégorie ne se transmettent

1. Der Schutz gegen die Gefahren des Milchgenusses von tuberkulösen Thieren (*Archiv für animale Nahrungsmittelkunde*, VII, n⁰ˢ 8-9, 1892).

pas par la voie gastrique; tantôt l'homme n'en est pas susceptible.

Cependant, il ne saurait être douteux que, dans le cas où, par insuffisance de l'inspection des viandes dans les abattoirs et marchés ou à la suite d'une fraude qui n'est pas rare dans le commerce, des aliments de cette nature arriveraient à la bouche du consommateur, il n'y ait tout à gagner à ce qu'ils aient au préalable été stérilisés. En attendant que les controverses scientifiques sur la transmissibilité de ces maladies et ses modes aient fait place à des formules invariables, il est rationnel de prendre ses garanties, à tout événement.

Les vaches atteintes d'une maladie aiguë cessent rapidement de donner du lait Ainsi, dans la péripneumonie, le danger qui pourrait résulter de l'usage de ce lait est écarté par la maladie même, à supposer qu'elle soit transmissible à l'homme. Les observations de Lécuyer (1) n'ont pas prouvé que ce soit le cas pour la péripneumonie.

Dans une leçon recueillie par Netter, le professeur Proust (2) a relevé un grand nombre d'observations de la part d'Esser, Demme, Chauveau, David, Thorne-Thorne, qui, avec les siennes propres, mettent hors de doute la transmissibilité de la *fièvre aphtheuse* des animaux à l'homme par le lait. Il n'est pas certain que la viande ait jamais servi d'intermédiaire dans la même occasion.

Les observations de Klein et de Power, au sujet d'une maladie de la vache qui provoquerait la *scarlatine* chez l'homme par l'usage du lait des animaux atteints de cette maladie, sont restées très isolées, en même temps que très discutées. On peut, jusqu'à présent ne pas en tenir,

1. Le lait des vaches atteintes de péripneumonie contagieuse peut-il transmettre la maladie à l'espèce humaine? (*Revue d'Hygiène*, IX, p. 221, 1887).

2. Transmission de la fièvre aphtheuse à l'homme après ingestion du lait d'animaux malades (*Rev. d'Hyg.*, X, p. 576, 1888).

compte. Ce qui ne veut pas dire que le lait ne reçoive jamais les germes de la scarlatine par un autre mécanisme et ne puisse servir à les répandre.

4. Il est une catégorie d'accidents dus à l'usage des viandes, que l'on a traités jusqu'ici d'*empoisonnements alimentaires* et parmi lesquels il en est probablement qui relèvent de microbes infectieux, par conséquent seraient justiciables de la prophylaxie par la stérilisation. Ostertag (1), suivant la voie ouverte par le professeur Proust (2), distingue, à cet égard : 1° une catégorie d'accidents produits par de la viande d'animaux sains, mais avariée ou mal conservée. Ce sont les véritables « intoxications alimentaires », soit par des ptomaïnes, soit par les toxines que fabriquent les microbes (3), s'ils ne sont déjà euxmêmes une substance toxique (Buchner, Gamaleïa) ; — 2° des manifestations morbides dues à l'usage de la viande d'animaux qui ont souffert de maladies encore mal déterminées et dont la transmission à l'homme a été peu étudiée.

Les deux modes d'insalubrité peuvent, d'ailleurs, coexister dans la même viande. Le dernier relève de la classe des microbes infectieux ; on le reconnaît à ce que les accidents qui en découlent retardent sur les symptômes d'intoxication et se développent lentement.

Le danger de la viande des veaux qui ont souffert d'une *infection septique* du cordon ombilical a été signalé par Bollinger ; celui de la viande des vaches atteintes de *métrite puerpérale* l'a été par le professeur Proust. Il se peut que les soi-disant fièvres typhoïdes d'Andelfingen (1839), de Kloten (1878), de Birmenstorf, de Würenlos, etc., se

1. Ueber Fleischvergiftungen (*Zeitschrift für Fleisch- und Milch-Hygiene*, II, 10-12, 1892).

2. Des épidémies de fièvre typhoïde provoquée par l'ingestion de la viande d'animaux malades (*Bulletin médical*, II, p. 779, 1888).

3. Voy. POLIN et LABIT : *Étude sur les empoisonnements alimentaires*, Paris, 1890.

rattachent à des circonstances de ce genre. Les notions que l'on possède sur ce point sont fort vagues. L'essentiel est que nous devions soupçonner, en pareils cas, l'existence de microbes infectieux, incorporés à la viande, capables de provoquer une maladie chez l'homme, fût-elle différente de celle dont l'animal était porteur, et que, par suite, il y ait là matière à stérilisation. Les remarques de Van Ermengem(1), dans une épidémie d'empoisonnements alimentaires qui coûta la vie à quatre personnes, à Moorseele (Belgique), sont fort instructives à cet égard. La viande des deux veaux malades (dont l'un déjà crevé) qui avait été l'origine des accidents avait été consommée cuite ; mais il fut démontré qu'en hachis et en masse un peu considérable, elle avait pu, au centre de la masse, échapper à la température de la cuisson parfaite.

On commence, au demeurant, à connaître des rapports précis entre l'*entérite infectieuse* des bovidés et des manifestations cholériformes, parfois mortelles, chez les personnes qui ont ingéré la viande d'animaux malades. Le professeur Gärtner a décrit un *Bacillus enteritidis*, qui se retrouve à la fois dans l'intestin des victimes et dans la chair et les organes de l'animal qui a fourni l'aliment funeste. Ce microorganisme a été revu, dans les mêmes conditions, par Neelsen, Johne (2), et par Van Ermengem.

La stérilisation des viandes et du lait, rien que d'après les raisons qui viennent d'être développées, semble devoir être une garantie à rechercher, en attendant qu'une bonne organisation sanitaire et une inspection rigoureuse des abattoirs, de la boucherie, du commerce du lait,

1. Recherches sur les empoisonnements produits par de la viande de veau à Moorseele (*Travaux du laborat. d'hygiène de Gand*, I, 3, 1892).

2. XXI\ :sup:`er` *Jahresbericht des Landes-Medicinal-Collegiums über das Medicinalwesen im Kœnigreiche Sachsen auf das Jahr* 1889. Leipzig, 1891.

mettent les consommateurs en sûreté. C'est là aussi un procédé de stérilisation, et il est excellent.

B. — D'autres fois, les germes pathogènes provenant de l'homme, des animaux, des milieux extérieurs, sont apportés aux aliments d'une façon secondaire et par des intermédiaires variables.

1. L'homme peut être l'un de ces intermédiaires, à l'aide du contact successif, d'une part avec des produits morbides, d'autre part avec des aliments.

Cela se réalise chez les gens qui soignent les malades, qui manient le linge de ceux-ci, leur literie, les ustensiles qui leur servent, sans précautions et, surtout, sans désinfection. On touche ensuite le pain, certains légumes, des fruits, etc., avec les mains souillées, et l'on ensemence sa propre nourriture et celle des autres.

La toilette antiseptique des mains et de la face, que les médecins et les infirmiers savent aujourd'hui pratiquer sur eux-mêmes avec quelque exactitude, diminue le nombre des cas de contagion chez le personnel de secours des hôpitaux. C'est à ces précautions que Flügge (1) attribue la remarquable immunité des infirmiers, garde-malades, médecins, vis-à-vis du choléra, privilège qui lui paraît plus accentué qu'autrefois. Dans les familles, il est probable que les foyers épidémiques locaux, qui ne tardent pas à se former autour d'un premier malade, seraient moins intenses si les parents, qui soignent ce premier contagieux, observaient ces règles de toilette antiseptique des mains et du visage avant de toucher aux aliments. Des convalescents de scarlatine auraient transmis cette maladie pour avoir trait les vaches avec des mains en état de desquamation (Dornblüth).

1. Die Verbreitungsweise und Verhütung der Cholera auf Grund der neueren epidemiologischen Erfahrungen und experimentellen Forschungen (*Zeitschrift für Hygiene und Infectionskrankheiten* XIV, p. 122, 1893).

2. En d'autres occasions, c'est l'*air* qui porte aux aliments des poussières stercorales provenant de typhiques ou de cholérisants. Les selles se sont desséchées sur le linge, la literie, les planchers; un choc les fragmente et les détache; un courant d'air les fait flotter. Ou bien, c'est de la poudre de crachats tuberculeux concrétés, de fausses membranes diphtériques arrivées à la pulvérulence par un mécanisme analogue; des squames de rubéoleux ou de scarlatineux; probablement encore d'autres produits morbides venant de la peau ou contenus dans l'expectoration, contre laquelle on ne se défend jamais assez. Les microbes pathogènes persistent vivants, un temps notable, dans ces divers produits à l'état de croûtes, et sont portés à de faibles distances avec les particules poussiéreuses par les courants atmosphériques.

Si l'on a, ce qui arrive trop fréquemment, commis l'imprudence de laisser séjourner des aliments ou des boissons dans la salle d'hôpital ou dans la chambre de malade, ces substances ne tardent pas à être ensemencées de germes. Le danger s'augmente de ce fait que beaucoup de matières alimentaires sont un bon terrain nourricier pour divers bacilles pathogènes, comme nous le dirons.

Indépendamment de la réceptivité que crée la misère, on s'explique que le choléra et la fièvre typhoïde soient plus sévères aux pauvres gens. C'est chez cette classe qu'il y a des logements exigus dans lesquels il est difficile que la chambre à coucher de la famille ne soit pas en même temps la chambre du malade et la salle à manger de tout le monde.

3. Les *mouches* sont un agent redoutable d'infection de nos aliments. La mouche domestique, également avide de matières stercorales, de crachats et de substances alimentaires, se pose alternativement sur les unes et sur les autres. Le lait, la bière, l'attirent invinciblement.

Il a été démontré par Spillmann et Haushalter (1) que les mouches transportent les bacilles tuberculeux des crachats de phthisiques. Tout récemment, à l'occasion du choléra de 1892, Simmonds (2), à Hambourg, Sawtschenko (3), Uffelmann (4), à Rostock, ont expérimenté la véhiculation du choléra par les mouches, et reconnu que ces malencontreux insectes sont capables de conserver vivants, dans leurs corps, pendant une heure et demie à deux heures, les bacilles cholériques qu'ils ont pris à des selles et de les transporter sur un milieu nourricier. Flügge (5) les regarde comme un des moyens les plus sérieux de la propagation du choléra par l'ensemencement spécifique de nos aliments. Il fait remarquer que la présence des mouches coïncide avec la période estivo-automnale et la température la plus favorable au bacille-virgule. Elles contribuent donc pour leur part à faire que les épidémies cholériques occupent de préférence cette époque et y possèdent leur plus grande intensité.

Il faut défendre les subtances alimentaires contre les poussières atmosphériques et contre les mouches; c'est la stérilisation préventive. Si l'on a négligé celle-là, il y a lieu de recourir à la stérilisation réparatrice.

4. La *malpropreté* sous toutes ses formes compromet nos aliments, tant au point de vue de la contamination banale qu'à celui de l'infection pathogénique. La malpropreté des étables souille le pis des vaches et infecte le lait; la malpropreté des récipients, des ustensiles de cuisine, de la vaisselle, des cabinets d'aisance, de la

1. De la dissémination du bacille de la tuberculose par les mouches (*Acad. Scienc.*, 16 août 1887).

2. *Deutsche medic. Wochenschrift*, 1892, 15 octobre.

3. WRATSCH, 1892, n° 45, et *Centralblatt für Bacteriologie*, XII, n° 25.

4. *Deutsche Vierteljahrsschrift für öff. Gesundheitspflege*, XXV, Supplément, p. 241, 1893.

5. *Zeitschrift für Hygiene und Infectkrank.*, XIV, p. 165, 1893.

maison, atteint au même déplorable effet sur toutes les matières alimentaires. Gaffky (1) a montré que la souillure stercorale des trayons d'une vache tuberculeuse peut mettre des bacilles dans le lait sans qu'il y ait de tuberculose mammaire chez l'animal. Or, les vaches se couchent sur leur litière, et il est difficile que leurs trayons ne frôlent pas la fiente et n'en retiennent quelque chose, si cette litière en est imprégnée et qu'on n'en débarrasse le pis de la vache avant la traite. On peut supposer que d'autres microbes de provenance intestinale prennent le même chemin pour arriver au lait. L'auteur a observé des cas de diarrhée chez l'homme qu'il pense pouvoir attribuer à la souillure stercorale du lait d'une vache atteinte d'entérite.

Entre les sources d'infection et la boisson la plus commune, l'eau, la communication est établie par la négligence des humains à l'égard de leurs excrétions. Tantôt, les matières fécales sont projetées directement, et les linges sales lavés dans la même collection aqueuse où des familles entières s'abreuvent; les *tanks* de Calcutta n'ont pas le monopole de cette souillure. Tantôt, les excrétions sont abandonnées au hasard sur le sol ou accumulées dans des fosses non étanches. Les pluies entraînent les immondices de la surface vers l'orifice des puits mal protégés : les fissures des fosses y conduisent celles de la profondeur. Il convient d'être réservé à l'égard de la contamination de la nappe souterraine par *infiltration*; cette nappe est d'ordinaire pure de germes (Heraens, C. Fränkel).

La *vidange par l'égout*, qui, cependant, supprime la dispersion des immondices, aboutit aussi à la souillure de l'eau, si les villes ont l'imprudence de déverser, soit des canaux de quartier, soit le collecteur, dans un cours

---

1. *Deutsche medic. Wochenschrift*, 1892, n° 14.

d'eau servant plus ou moins à l'approvisionnement des habitants, et que la prise d'eau soit établie en aval du déversoir.

C'est le cas d'une partie de Paris et de sa banlieue vis-à-vis de l'eau de Seine ; cela commence à être celui de Berlin par rapport à la Sprée, qui alimente les bassins de Stralau (1). Hambourg a sa prise d'eau à l'Elbe en amont du déversoir du collecteur ; mais la marée fait refluer le tribut des égouts jusqu'au-dessus du point de puisage.

Toutes les eaux *superficielles* peuvent être infectées par l'air, par d'autres eaux également de surface, par la projection d'immondices, le lavage du linge, les excrétions des bateliers. C'est auprès d'un bateau du Rhin, dont le patron était malade, qu'eut lieu la troisième constatation de la présence du bacille komma dans l'eau, due à C. Fraenkel (1892).

L'infection de l'eau par les microbes pathogènes expulsés avec les matières fécales est aujourd'hui un dogme qui n'est plus contesté par personne. Quoique ayant tenté parfois d'en réduire la portée et critiqué des observations qui semblaient en faire abus, nous n'élevons pas le moindre doute à l'égard de la formule absolue. *L'eau est certainement parfois infectée de germes typhogènes ou cholérigènes.*

Les microbes des infections qui n'intéressent pas localement et d'une manière spéciale l'intestin n'ont pas, à beaucoup près, autant d'occasions de se trouver dans l'eau et, en fait, préoccupent bien moins les hygiénistes que les précédents, au point de vue de la véhiculation hydrique.

5. Les *irrigations à l'eau d'égout*, qui sont d'ailleurs le meilleur mode de se débarrasser des immondices urbaines, sont peut-être capables de mettre des microbes patho-

1. Koch (Rob.). Wasserfiltration und Cholera (*Zeitschr. für Hygiene und Infectionskrankheiten*, XIV, p. 421, 1893.

gènes d'origine intestinale dans les légumes que l'on cultive avec cet engrais. Il n'est pas nécessaire pour cela que ces microbes pénètrent dans l'épaisseur des tissus végétaux, ce qui, d'après Grancher, ne se réalise pas. Il suffit qu'une irrigation mal conduite ait répandu de l'eau infectée sur des parties de plantes que l'on mange crues, telles que les salades. Toutefois, il faut aussi que les microbes virulents, confiés aux égouts avec les matières fécales, aient survécu à leur pérégrination le long des canaux en compagnie de saprophytes nombreux et vivaces. En général, cette concurrence est extrêmement redoutable aux bacilles cholériques et typhiques.

A l'occasion de l'épidémie de choléra de l'asile d'aliénés de Nietleben, près de Halle-sur-Saale (Saxe) en 1893, R. Koch (1) assure que les bacilles cholériques ont été reconnus sur les champs d'irrigation de l'établissement et dans l'eau sortie de leurs drains. Mais, il s'empresse d'expliquer que les irrigations avaient été faites sans bassin de retenue, en hiver, sur la terre profondément gelée. L'eau n'avait pas pénétré dans le sol et n'avait guère subi la filtration.

Autre chose est l'eau qui sort des drains filtrée par le sol. Les expériences de Grancher et, mieux encore, ce que l'on sait de longue date du pouvoir épurateur de la terre rendent absolument invraisemblable, à moins d'accidents faciles à reconnaître, l'infection de cette eau par des bacilles de provenance intestinale. Virchow et Guttmann, dans une discussion à la *Société de médecine de Berlin*, ont soutenu de nouveau, contre Schaefer, de Pankow, l'innocuité des champs d'irrigation à cet égard (2).

1. Die Cholera in Deutschland während des Winters 1892 bis 1893 (*Zeitschr. für Hygiene und Infectionskrank*, XV, p. 89, 1893).

2. Virchow (R.). Ueber die Erzeugung von Typhus und anderen Darmaffektionen durch Rieselwässer (*Berliner medic. Wochenschrift*, 7, 10 et 12; 1893).

Nous nous rangeons entièrement à cet avis. Toutefois, en raison des accidents imprévus, possibles en tout fonctionnement, nous avons toujours enseigné qu'il ne faut pas boire cette eau, à moins de stérilisation préalable, et encore. Nietleben, qui avait sa prise d'eau dans un bras de la Saale, *en aval* du débouché du collecteur des drains de ses *Rieselfelder*, nous paraît avoir adopté une pratique aussi répugnante qu'imprudente, bien que l'eau amenée à l'asile fût filtrée sur des bassins à sable à l'instar de ceux de Berlin.

C. — *Ce que deviennent les microbes pathogènes dans les matières alimentaires.* — La notion de la présence des moteurs infectieux dans nos aliments est assez récente. Elle était contenue implicitement dans celle de la transmissibilité de la tuberculose par les voies digestives, après la découverte de Villemin (Chauveau, 1868). Le bacille n'a été démontré dans la viande et le lait qu'après la découverte de R. Koch, en 1882. On ne tarda pas à découvrir le bacille typhique dans l'eau (Mörs en 1886, Ivan Michael, F. Widal, etc.). Puis, Bagénoff le cultiva dans l'eau et dans le lait. Wolffhügel et Riedel (1886) étudièrent la façon dont se comportent dans l'eau ce bacille, celui du choléra et le bacille du charbon. Ces recherches ont été reprises sur plusieurs modes; nous en reproduirons quelques-unes.

W. Hesse a expérimenté, à cet égard, sur trente préparations alimentaires, avec les bacilles du typhus et du choléra, qu'il avait reconnu, d'autre part, ne pas persister plus de 3 à 4 semaines dans l'eau de distribution fournie à sa maison. Les substances essayées se montrèrent de bons terrains nourriciers, dans les conditions ci-dessous :

Pour le typhus et pour le choléra : le lait, la viande en boulettes, le bouillon de viande épicé, l'infusion de viande alcalinisée, l'infusion de viande, l'albumine, la gelée, la purée de pois au bouillon de jambon, la semoule au lait, la pomme de terre en morceaux avec ou sans haricots.

Pour le typhus seul : la viande crue, la pomme de terre, la viande de bœuf bouillie, l'infusion de viande, le bouillon de jambon, la soupe au riz, le cerfeuil bulbeux, le bouillon de viande épicé.

Pour le choléra seul : la semoule au lait.

En 4 à 5 semaines, les germes avaient disparu :

Typhus et choléra : sur le fromage de vache et les haricots.

Typhus seul, sur les champignons (gyrolles).

Choléra seul, sur la viande de bœuf crue, les pommes de terre, le boudin, l'infusion de viande, la croûte de pain, le bouillon de jambon.

Dans quelques cas, alors qu'on avait semé les deux germes, il n'en apparut qu'un seul dans les éprouvettes, savoir : celui du typhus sur la bouillie de riz, le boudin, la croûte de pain, la semoule sucrée; celui du choléra sur la bouillie de riz, la viande de bœuf bouillie, l'infusion de viande, le cerfeuil bulbeux, le bouillon épicé, la semoule sucrée (1).

Dans un travail plus récent (2), le même auteur exprimait sa conviction que beaucoup de bouffées épidémiques du choléra sont dues à l'ingestion par des groupes, avec les aliments, de cultures spontanées du bacille virgule, semé par l'air, ainsi qu'il a été exposé tout à l'heure.

Le professeur Flügge constate que ce même bacille se conserve vivant : quatre à huit jours dans le pain, le beurre, la viande, les fruits, etc.; vingt-quatre heures dans le lait frais, soixante heures dans le lait cuit. « Sur beaucoup de ces matières alimentaires, ajoute-t-il, il semble qu'il s'accomplisse parfois une réelle multiplication du

1. HESSE (W.). Unsere Nahrungsmittel als Nährboden für Typhus und Cholera (*Zeitschrift f. Hygiene*, V, p. 527, 1889).

2. HESSE (W.). Ueber Aetiologie der Cholera (*Zeitschrift für Hygiene und Infectionskrankheiten*, XIV, p. 27, 1895).

bacille Komma, lorsque la température est favorable, l'humidité suffisante, et que les saprophytes ne l'emportent pas décidément (1). »

Selon Heim, le bacille typhique peut se maintenir, dans le lait, pendant trente-cinq jours.

Kitasato a démontré que les bactéries du choléra se multiplient dans le lait. La durée de leur existence y est d'autant moins longue que le liquide devient plus rapidement acide (2). La limite extrême de survie lui parut être de trois jours et demi. Heim a trouvé des nombres plus élevés, six jours.

D'après les recherches de Lazarus, les saprophytes vulgaires prolifèrent dans le lait aussi bien que les organismes pathogènes, choléra, typhus abdominal, *Bacillus Neapolitanus* d'Emmerich, spirilles de Finkler et Prior et bacille de la dipthérie intestinale du lapin, de Ribbert. Seulement, les bactéries pathogènes succombent plus rapidement dans le lait cru que dans le lait stérilisé, parce que, dans le premier, surtout à une température un peu élevée (35°), ils sont rapidement victimes de la végétation exubérante des saprophytes et des acides qui se développent dans le lait (3).

Selon Cunningham (4), de Calcutta, le bacille Komma, inoculé à du lait cru, y disparut rapidement devant la

1. Flügge (C.). *loc. cit.*
Le professeur C. Fraenkel fait connaître, toutefois, qu'il ne persiste guère plus de 24 heures dans le *Caviar*, affectionné des marins russes (5).

2. Kitasato (S.). Das Verhalten der Cholerabakterien in der Milch (*Zeitschr. f. Hygiene*, V, p. 491, 1889).

3. Lazarus (A.). Die Wirkungsweise der gebräuchlicheren Mittel zur Conservirung der Milch (*Zeitschrift f. Hygiene*, VIII, p. 207, 1890).

4. Die Milch als Nährmedium für Cholera-Kommabacillen (*Archiv für Hygiene*, XII, p. 155, 1891).

5. Fraenkel (C.). Ueber das Verhalten der Cholerabakterien auf gesalzenem Caviar (*Hygienische Rundschau*, II, p, 965, 1892).

concurrence des microbes ordinaires du lait et sous l'influence de l'acidité. Sur du lait *cuit*, non entièrement stérilisé, il lutta quelque temps contre le *bacillus subtilis* qui persistait; finalement, c'est celui-ci qui l'emporta. En revanche, le lait *stérilisé* se prêta merveilleusement à la végétation et à la multiplication de ce parasite.

Il est presque inutile de rappeler, tant ils sont nombreux et cités partout, les exemples de maladies infectieuses provoquées par la contamination du lait au moyen de germes déposés dans cet aliment par l'air, par l'eau, par les récipients, par les personnes qui le manient (1). Les Anglais ont tant attribué de *fièvres typhoïdes* et de *scarlatine* à la véhiculation par le lait qu'on craint qu'ils n'exagèrent et n'abusent de la désignation : *enteric fever*. On parle moins de ce mode de propagation des épidémies en Allemagne. Almquist (2), en Suède, reste fidele à cette étiologie.

Les écoles de Paris et de Berlin soutiennent la prédominance extrême du rôle de l'eau dans la propagation de la fièvre typhoïde et du choléra. L'école de Munich (v. Pettenkofer) proteste. Nous n'appartenons à aucune école; mais nous croyons que la doctrine de la véhiculation aqueuse a été jusqu'à présent un peu tyrannique; elle commence, du reste, à faire des concessions. L'opinion adverse en fait de son côté.

Il est évident que l'eau qui vient de recevoir une selle typhique ou cholérique est infectée et spécifiquement dangereuse pendant quelque temps, si elle vient à être ingérée. Mais quelle est la durée de ce temps? Les bacilles pathogènes dans l'eau ont toutes les chances contre eux : la température et la mobilité du milieu, la pauvreté du

1. Voy. Bouvier (Jules). Le lait ; vol. in-12. Paris, 1893, p. 207.
2. Einige Erfahrungen über Verschleppung von Typhusgift durch Milch (*Deutsche Vierteljahrsschrift für öffentl. Gesundheitspflege*, XXI, p. 327, 1889).

terrain nourricier, si l'eau est pure; la concurrence des saprophytes si elle est riche de matière organique. Il est à peu près certain que le bacille typhique ne se multiplie pas dans l'*eau naturelle* et qu'il disparaît assez rapidement dans l'eau souillée (Meade Bolton, Kraus, Karlinski, Bobrow de Dorpat). C'est probablement l'affaire de quelques jours. A Berlin, les savants de l'Institut d'hygiène n'ont jamais voulu chercher ce bacille dans l'eau, parce que, disent-ils, il en a disparu au moment où l'on a des raisons de l'y poursuivre. Notons, en passant, qu'il y a tout lieu de regretter qu'on l'ait si souvent obtenu des eaux suspectes, à l'étranger et surtout en France; aujourd'hui, l'on sait combien il est facile de le confondre avec le bacille du colon, et que les procédés employés pour l'isoler des Bactéries aquatiques le compromettent généralement et sont plutôt favorables à cet autre bacille. D'ailleurs, fussent-ils authentiques, les bacilles typhiques reconnus dans l'eau, au milieu ou à la fin d'une épidémie, viennent probablement des victimes de l'épidémie et ne prouvent rien de la nature du véhicule qui a apporté ceux auxquels elle doit sa naissance.

Le bacille du choléra tombé à l'eau n'est pas plus dans son milieu que le précédent. Pettenkofer a fait remarquer avec raison combien rarement on l'avait trouvé dans l'eau, même au plus fort des épidémies, jusqu'à ce que le procédé des cultures en solution de peptone et de sel marin ait permis de le multiplier dans un grand volume d'eau; après quoi seulement on en reconnaît la présence. Encore faut-il ne pas oublier qu'un certain nombre de bactéries aquatiques lui ressemblent infiniment, et, qu'à moins d'être un maître en bactériologie, on est exposé à des méprises du genre de celles qui ont eu lieu avec le bacille typhique.

Voici, au demeurant, ce que pense de sa durabilité et de sa multiplication Flügge, qui est probablement le partisan le plus convaincu de la propagation du choléra par l'eau de boisson. « Dans l'eau une fois infectée, dit ce savant, les bacilles virgules paraissent pouvoir se conserver assez longtemps. Les épreuves de laboratoire ont montré que ces bacilles peuvent encore être reconnus dans une eau fluviale riche en saprophytes, au bout de six jours à basse température (10 degrés), au moins après deux jours à 22 degrés, et encore après un jour à 35 degrés. Dans les conditions naturelles, ils se conservent probablement encore plus longtemps sur les particules qui flottent à la surface de l'eau, surtout dans les fleuves et les étangs, au voisinage du bord (ce n'est généralement pas au bord ni à la surface que débouche la conduite de prise d'eau). Souvent même, il peut se faire une multiplication des bacilles dans l'eau, principalement sur ces particules flottantes, quoique, en général, elle ait peu de résultats, par suite de la concurrence des saprophytes. Du reste, rien ne prouve qu'une multiplication modérée des bacilles virgules élève essentiellement le danger d'infection de la part d'une eau; il suffit pleinement que les bacilles qui y sont arrivés se soient conservés vivants. »

Comme on voit, il y a là quelques hypothèses, des résultats de laboratoire qui ne reproduisent peut-être pas ce qui se passe dans la nature et des observations qui, encore une fois, se rapportent plus aux effets des épidémies qu'à leur origine.

Cependant on a rapporté l'histoire d'épidémies de fièvre typhoïde dans lesquelles le rôle de la véhiculation hydrique semble capital et évident; nous-mêmes en avons cité de telles, et nous croyons que l'eau souillée au cours d'une épidémie contribue à l'aggraver. Nous ne saurions énumérer ici les récits de ce genre, peut-être un peu trop multipliés, qui fourmillent dans les documents officiels français ou étrangers et dans des recueils périodiques très répandus. Nous sommes certains, d'ailleurs, étant connues les tendances de l'enseignement moderne, que personne n'aura besoin de cet argument pour admettre l'excellence de la protection et de la stérilisation de l'eau.

De même pour la véhiculation aqueuse du choléra. Indépendamment des observations anciennes (la pompe de Broad-Street, à Londres, en 1854, le choléra de Gênes en 1884, l'immunité relative de Calcutta, du fort William, depuis 1865 et 1870, c'est-à-dire depuis qu'il y a une distribution de bonne eau), on est à peu près tombé d'accord que l'eau de Seine, en 1892, a réglé la répartition du choléra dans la banlieue ouest de Paris et que celle de l'Elbe l'a généralisé à Hambourg, pendant qu'Altona et Wandsbeck étaient indemnes.

Il serait fort prétentieux et fort imprudent de se tenir en dehors des témoignages si nombreux et, parfois, si considérables qui ont été exprimés en ces occasions. Nous pensons qu'il faut craindre la souillure spécifique de l'eau et que la stérilisation de cette boisson est une bonne part de la prophylaxie du typhus abdominal et du choléra.

D. — *Les microbes pathogènes dans les voies digestives.* — Le sort des microbes pathogènes qui se présentent à l'entrée des voies digestives est divers. Quelques-uns ont plus de chances de se fixer sur la muqueuse des lèvres, de la bouche, du pharynx, et d'y opérer l'inoculation, le plus souvent à la faveur d'une gerçure de l'épiderme; ainsi les bacilles du charbon, de la diphtérie. D'autres trouvent sur la muqueuse ou dans les follicules intestinaux le lieu d'élection de leur multiplication, comme le bacille du choléra et le bacille typhique. Le bacille du charbon peut avoir le même siège : il en existe d'assez nombreux exemples, plutôt par suite de l'ingestion d'aliments infectés de poussières charbonneuses (1) qu'après la consommation de viandes bactéridiennes. Le microbe

1. Voy. SURMONT (H.) et ARNOULD (E.). Une épidémie de charbon chez des ouvriers brossiers (*Revue d'Hygiène*, XV, 1893).

de la tuberculose passe de préférence par les voies aériennes; cependant, il peut s'inoculer aussi par l'intestin; les ulcères intestinaux des phthisiques en sont une preuve et un exemple.

Mais la règle est que la muqueuse digestive *normale* résiste d'abord et que les sucs digestifs ne se prêtent pas à nourrir les microbes pathogènes. L'économie porte en elle-même ses moyens de défense contre les infections alimentaires. Cette défense est efficace très souvent, surtout vis-à-vis des bacilles qui n'ont pas de spores. L'acidité du suc gastrique, les mouvements intestinaux, paraissent s'unir activement à l'intégrité de la muqueuse pour se débarrasser des microbes infectieux. On sait que R. Koch a été obligé d'administrer des solutions alcalines et de l'opium aux animaux chez lesquels il tentait de provoquer le choléra par ingestion gastrique. De même, les expérimentateurs réussissent l'infection tuberculeuse bien plus difficilement par la voie gastrique que par inoculation. Le bacille tuberculeux demande un terrain nourricier délicat et un temps assez long pour se développer; c'est une éclosion que les opérations digestives troublent aisément. Il en est probablement du bacille typhique comme du bacille cholérique; l'incertitude qui règne encore sur l'aptitude des animaux à l'infection typhique (on ne reproduit pas chez eux la fièvre typhoïde de l'homme) fait que l'on expérimente rarement le premier sur eux par la voie de l'estomac.

En fait, et c'est fort heureux, les microbes infectieux pénètrent souvent dans notre tube digestif, mais sont loin de s'implanter et de se multiplier, c'est-à-dire de produire l'infection, autant de fois qu'ils s'y introduisent. Sans parler des obstacles qu'ils peuvent rencontrer plus loin (*immunité* naturelle ou acquise, *phagocytose, antitoxine*), lors même que la muqueuse digestive se serait prêtée à leur implantation.

Ce qu'il faut pour la réussite de l'infection par la voie gastrique, c'est une disposition générale, la *réceptivité*, et une disposition locale de la muqueuse qui fournisse une *porte d'entrée* au microbe, tout au moins un point où il puisse se fixer et proliférer. La disposition générale se constitue par la misère, les privations, la fatigue, le chagrin, tout ce qui déprime la nutrition. La disposition locale naît d'une irritation quelconque, d'un catarrhe gastro-intestinal, qui rend l'épithélium plus fragile, en détermine la chute par place. On a vu, dans la dernière épidémie de choléra, des hommes ayant toutes les apparence de la santé ou, tout au plus, souffrant d'une très légère diarrhée, rendre des bacilles virgules pendant plusieurs jours. Que ces hommes eussent commis un excès, le microbisme latent passait à l'infection cholérique bruyante. Ainsi s'expliquent les recrudescences du choléra des lundis et la fréquence des attaques après un acte d'intempérance. Il est probable que des circonstances analogues assurent la réussite du bacille typhique. On sait, dans tous les cas, que le surmenage a le pouvoir, à un haut degré, de faire sortir ce microbe de l'état latent.

Comme il n'est pas toujours possible d'éviter le surmenage ; comme il se trouvera toujours des gens qui commettront des excès, et que, d'ailleurs, il existe d'autres causes encore de catarrhe gastro-intestinal, il est prudent de ne pas compter uniquement sur les moyens de protection naturels de l'économie et de chercher à n'introduire dans les voies digestives de l'homme que des aliments purs de germes.

Il n'est pas inutile d'ajouter que la masse alimentaire elle-même, qui introduit les microbes dans l'estomac, leur est une protection contre l'acidité des sucs digestifs, comme le pense W. Hesse. D'après Ewald (1), cité par

1. Zweite Conferenz zur Erörterung der Cholerafrage (*Berliner Klinische Wochenschrift*, 1885, n° 37).

Flügge, l'eau posséderait ce pouvoir protecteur à un haut degré ; parvenue dans l'estomac, elle y reste en grande partie pendant une heure ; quand elle passe dans l'intestin, elle préserve les bacilles virgules de toute influence défavorable.

En revanche, la plupart des bacilles infectieux n'ont pas de spores. Les bacilles typhique, cholérique, tuberculeux, sont dans ce cas, bien que Gaffky, Hueppe, R. Koch aient, un moment, pu croire le contraire.

Le *nombre* des microbes ingérés a une influence presque décisive sur la réussite de l'infection. Il peut être assez faible pour que les chances d'implantation soient nulles. C'est souvent pour cette raison que la consommation *de la viande* d'animaux tuberculeux, comme on l'a dit, est régulièrement inoffensive, les bacilles ne pouvant être que très rares dans la chair musculaire. Il n'en serait probablement pas de même de certains viscères portant des ganglions. Les expériences de Schönwerth (1) tendent à prouver que les germes pathogènes dans l'eau, s'ils y sont très dilués, n'arrivent pas à infecter par la voie gastrique, et Pettenkofer s'appuie sur cette loi pour mettre en doute que le choléra de Hambourg ait été propagé par l'eau de cette ville, où les bacilles du choléra, s'ils y étaient, étaient si clairsemés que les bactériologistes ne parvenaient pas à les mettre en évidence.

Il ne faut pas conclure de là qu'une stérilisation incomplète des aliments solides ou liquides est suffisante et qu'il n'y a pas autre chose à poursuivre. Mais, comme la plupart des moyens de stérilisation sont imparfaits et que, souvent, on ne saurait pousser l'opération trop loin sans nuire à la substance alimentaire, on pourra rester convaincu que l'on a fait néanmoins une œuvre utile et que l'on a réduit le danger à des proportions minimes.

1. *Archiv für Hygiene*, XV, p. 61, 1892.

§ II. — Microbes non pathogènes dans les aliments.

Les bactéries banales dans les aliments ont un rôle différent de celui des germes pathogènes, mais pas beaucoup moindre. Si elles ne provoquent pas directement les maladies infectieuses, elles ne tendent à rien moins qu'à ruiner la matière alimentaire et tout d'abord à en faire une substance indigeste, offensive pour les voies digestives, parfois pénétrée de toxines, capable en un mot de provoquer des troubles gastro-intestinaux, dangereux par eux-mêmes et parce qu'ils ouvrent la porte aux germes infectieux, ou des intoxications dont la gravité ne le cède guère à la moyenne des maladies infectieuses. Il serait naïf et fâcheux de ne songer, dans l'acte de la stérilisation, qu'aux moteurs de la tuberculose, du choléra ou de la fièvre typhoïde.

Les microbes non pathogènes sont soumis à des conditions de nutrition qui constituent précisément leur rôle dans la vie universelle. Ce sont eux qui provoquent les *fermentations* et la *putréfaction*, deux phénomènes qui se distinguent l'un de l'autre moins au point de vue chimique qu'au point de vue esthétique et utilitaire. Aussi a-t-on pu faire du terme de *saprophytes* (σαπρός, putride, et φυτόν, plante) le synonyme de microbes non pathogènes et l'appellation générique de tous ces parasites.

Les *ferments* comprennent, avec un assez grand nombre de *schizomycètes* proprement dits, des moisissures et des levûres (*blastomycètes, saccharomycètes*), que nous n'avons pas de raisons d'en séparer ici. Ce sont eux qui dédoublent les matières sucrées et la cellulose.

Les *organismes de la putréfaction* décomposent les matières azotées, c'est-à-dire d'ordinaire de provenance animale. Ils ne se distinguent pas essentiellement des précédents. On appelle très bien le *micrococcus ureæ* ferment de l'urée. Au fond, tous ces microbes — et il n'y a peut-être qu'une erreur de lieu de la part des pathogènes — sont les exécuteurs de la loi naturelle de la décomposition des matières organiques mortes en éléments plus simples qui puissent rentrer dans la circulation vitale universelle.

Les uns ont besoin d'oxygène libre pour vivre et accomplir leur mission; ce sont les ferments *aérobies*, agent d'oxydation, les moins gênants d'ordinaire, pour ne pas dire les plus utiles.

D'autres ne peuvent végéter qu'à l'abri de l'oxygène; ce sont les *anaérobies*, agents de réduction, dont la présence se traduit volontiers par des odeurs fétides et dont les produits confinent à la perte de la denrée qu'ils ont envahie. Beaucoup sont *facultativement* aérobies ou anaérobies suivant les circonstances.

D'ailleurs, les aérobies et les anaérobies se succèdent dans l'œuvre de transformation, se préparant les uns aux autres le milieu favorable à leur développement. Le *bacillus lacticus* fait coaguler le lait et en consomme l'oxygène; *bacillus butyricus*, anaérobie, intervient alors et provoque la fermentation butyrique.

A vrai dire, certains microbes, dits aussi saprophytes, d'ailleurs très répandus, ont une action tellement peu prononcée qu'on n'en connait pas la nature. Ils sont, par suite, généralement très inoffensifs; ainsi en est-il de *bacillus subtilis*, le plus vulgaire des microbes. Pourtant, sa présence dans le lait paraît ne pas rester étrangère aux altérations de ce liquide.

D'autres saprophytes sont *chromogènes*. Le changement de coloration d'une substance alimentaire est moins grave, en hygiène, que sa corruption; cependant, il est toujours fâcheux de voir à un aliment une teinte qui ne lui est pas habituelle; au fond, l'apparition de colonies rouges, bleues, jaunes, sur du pain, des légumes, etc., n'annonce rien de bon et, en tout cas, pas la fraîcheur.

Les ferments figurés fabriquent des ferments solubles, des *diastases*, qui aident aux transformations de la matière organique. Les bactéries qui agissent sur l'amidon, les sucres, la cellulose, font de l'*amylase*, de la *sucrase*. Celles qui transforment l'albumine en peptone (soluble) produisent d'autres diastases parmi lesquelles Duclaux signale la *caséase*, due à ses *tyrothrix* dans la fermentation de la caséine.

Les bactéries de la putréfaction, qui décomposent spécialement les matières animales, azotées, sécrètent-elles quelque autre chose, quelque matière toxique par laquelle s'expliqueraient les accidents parfois observés à la suite de la consommation de viandes gâtées, de conserves altérées, de fromage pourri? Il y a, à l'heure qu'il est, quelque défiance à l'égard des *ptomaïnes* et des *toxines* de Brieger. On les soupçonne d'avoir été parfois un produit des opérations par lesquelles on les recherchait (1), plutôt qu'un poison de fabrication microbienne. Les poisons microbiens, selon la conception de Gameleia, « sont les résultats de la synthèse créatrice des bactéries et proviennent des corps bacillaires ». En serait-il des poisons des viandes comme de ceux du tétanos, du choléra, de la diphthérie ; c'est-à-dire les microbes dits saprophytes se comportent-ils parfois d'une façon fort voisine de la fonction des infectieux?

Nous inclinons à le croire. Il n'y a pas de démarcation très nette entre les microbes infectieux et ceux qui ne le sont pas. Les espèces bactériennes sont mal caractérisées et comme malléables; les limites qui les séparent les unes des autres sont vagues et changeantes. A côté du bacille pathogène typique, il existe des formes voisines

1. Voy. GAMALEIA (N.). *Les poisons microbiens.* Paris, 1892, p. 56 et suiv.

dont l'innocuité n'est pas certaine, tout au moins pas constante. Babes a reconnu des « variétés » de bacilles typhiques, et Cunningham des variétés de bacilles Komma. D'étroits rapports sont indéniables entre le bacille typhique et le bacille du côlon ; si étroits que quelques-uns ont affirmé l'identité des deux microbes. Le bacille du côlon, d'ailleurs, hôte habituel et inaperçu de l'intestin humain, s'est montré pathogène en injections chez les animaux, par exemple, dans les expériences de Gilbert et Lion et celles de Giraudeau et de Rénon. Hors de l'intestin, il fait des *néphrites* infectieuses (Chantemesse et Widal, Fernet). Il joue même un rôle dans la *diarrhée des enfants* (Lesage), dans le *choléra nostras* (Gilbert et Girode) et peut-être dans le vrai *choléra*. Si, en outre, il était capable, dans des conditions mal déterminées, d'acquérir le pouvoir d'envahissement, en d'autres termes la propriété infectieuse, et de déterminer une maladie analogue à la fièvre typhoïde, comme les recherches de Malvoz tendent à le démontrer, il n'y aurait de différence entre ce saprophyte par excellence et les véritables infectieux qu'une nocuité plus dissimulée mais aussi certaine.

Les rapports officiels sur le choléra de la banlieue de Paris en 1892 ont accusé, non sans de bonnes raisons, l'eau de Seine d'avoir véhiculé « les germes » de la maladie. Or, le choléra n'existait pas à Paris quand la banlieue en aval a été frappée. Qu'étaient-ce que ces germes qui ne venaient pas d'un premier malade ? Probablement des bactéries familières à l'eau sale et venant de l'intestin humain, puisque la souillure de l'eau de Seine est surtout fécale. Aussi, les hygiénistes parisiens n'ont-ils jamais dit que ce fût le bacille de Koch que la Seine transportait et, en fait, n'y ont-ils pas démontré, ni, je crois, cherché ce bacille.

L'expertise de l'eau, à ce point de vue, a permis à

R. Koch et à C. Flügge de constater que les eaux fluviales renferment normalement une bonne demi-douzaine d'espèces de spirilles, fort voisines du komma par leur morphologie et même par leurs propriétés biologiques. Il est peut-être à craindre que, parmi celles-ci, à un moment donné, ne se révèle le pouvoir de causer une maladie, qui sera épidémique en raison de la masse des consommateurs de l'eau qui les renferme. L'enchevêtrement des cas de *choléra nostras* aux accidents qualifiés de *choléra asiatique*, en 1892, a comme éparpillé la spécificité du microbe moteur. Sanarelli(1), du laboratoire de Metschnikoff, isole de l'eau de Seine, hors le temps de choléra, trente-deux espèces de vibrions, dont quatre extrêmement pathogènes. D'autres, qui le sont peu ou point, causent des accidents graves chez les animaux, quand on les injecte simultanément avec *Bacterium coli*. Ces vibrions n'ont-ils pas joué un rôle dans le choléra *sans parents* de la banlieue de Paris en 1892 ? L'auteur n'est pas éloigné de l'admettre et se demande, comme nous-même, si l'on est en droit de faire une distinction absolument précise entre saprophytisme et virulence.

Nous avons déjà mentionné le *Bacillus enteritidis* de Gärtner, qu'il faut substituer à l'idée d'un simple poison chimique dans certains accidents d'origine alimentaire. Gaffky et Paak (2) ont démontré, dans des saucisses toxiques, la présence d'un microbe fort voisin du *Bacille de la diphthérie intestinale du lapin*, de Ribbert. Le « Botulisme » va devenir une réelle infection.

Cependant, sans entrer dans des détails qui dépasseraient le but de ce livre, rappelons que la chimie avait obtenu naguère les alcaloïdes cadavériques dits *ptomaïnes* (Selmi, Gauthier, Brieger), que Brieger avait isolé la

---

1. Les vibrions des eaux et l'étiologie du choléra (*Annales de l'Institut Pasteur*, VII, p. 689, 1893).
2. *Arbeiten aus dem Kaiserl. Gesundheitsamte*, VI, p. 159, 1890.

mytilotoxine; que A. Hilger (1886) et Tamba avaient trouvé au « poison des saucisses » les propriétés du curare; sans parler du poison du fromage, le *tyrotoxicon* de C. Vaughan, ni du poison du maïs altéré, la *pellagro-zéine* de Lombroso et Husemann (1), qui va probablement aussi être détrônée par un microbe, en même temps que le règne de la bactériologie succèdera au règne de la chimie.

Mais, si les saprophytes n'ajoutent pas toujours des poisons aux aliments, ils tendent invariablement à leur donner des propriétés extérieures repoussantes, un aspect, une odeur, une consistance qui les font rejeter de la consommation. En fin de compte, ils détruisent la matière alimentaire. C'est une perte irréparable et fort sérieuse. Aujourd'hui, les denrées servant à la nourriture de l'homme sont de prix excessif; celles d'origine animale, les plus précieuses et les plus altérables de toutes, sont rares; les classes ouvrières n'en consomment pas la part qui devrait leur revenir. La stérilisation, préventive pour le cas actuel, est un élément d'économie politique et sociale.

Les bactéries ferments ou moteurs de la putréfaction appartiennent à des familles presque innombrables. Mais beaucoup d'entre elles sont encore peu ou point connues, tant au point de vue morphologique qu'au point de vue physiologique (Macé).

Flügge nomme parmi les organismes de la putréfaction : *Bacillus pyogenes fœtidus, Proteus vulgaris, Bacillus phosphorescens* (2). Ce sont ceux-là surtout qui s'attaquent aux viandes.

En examinant, à diverses époques de l'année, des morceaux de viande, depuis vingt-quatre heures après l'aba-

1. Voy. Kœnig. *Die menschlichen Nahrungs- und Genussmittel* 5ᵉ édition. Berlin, 1895, p. 100 et suiv.

2. Flügge (C.). *Grundriss der Hygiene.* Leipzig, 1889, p. 57.

tage jusqu'à deux et trois semaines et en renouvelant les essais tous les deux jours, Kraus a pu cultiver sur gélatine cinq espèces principales de microbes, dont quelques-unes liquéfiaient la gélatine. Les espèces et le nombre des bactéries, surtout des liquéfiantes, augmentaient avec l'âge de la viande. Ces bactéries ne manifestèrent point de propriétés pathogènes. L'inoculation à des souris des bactéries recueillies sur la viande fraîche ne produisit pas d'accidents. En revanche, un extrait préparé avec de la viande putréfiée les tua. L'auteur put faire, à l'aide des organes de celles-ci, des cultures pures de bâtonnets non liquéfiants, qu'il avait déjà vus dans la viande fraîche. Ces organismes ressemblaient, par la forme et par le mode de végétation, au *Bacterium coli commune*. Toutefois, on ne pouvait les distinguer du *Bacillus enteritidis* de Gärtner et, selon Kraus, si ce bacille est pathogène, c'est qu'il se rattache à la présence des bactéries de la putréfaction (1).

L'assimilation du bacille de Gärtner avec le bacille du côlon n'a pas prévalu.

Le *Bacillus acidi lactici*, bacille lactique, nom commun sous lequel on comprend de nombreuses espèces bactériennes, est en quelque sorte le ferment normal de l'acidité du lait. Mais beaucoup d'autres ont la même propriété ou coagulent le lait sans le rendre acide (Duclaux); ainsi, *Bacillus lactis aerogenes*, *Bacillus coli communis*, *Micrococcus prodigiosus*, *Staphylococcus pyogenes aureus*, le *streptococcus* de la mammite contagieuse, diverses levures ou moisissures, produisent le même effet. Le bacille de la pomme de terre, *Bacillus mesentericus vulgatus*, qui n'est peut-être pas le même que le *bacille rouge de la pomme de terre* de Globig, le bacille blanc de Lœffler, fabriquent la présure, qui coagule en partie la caséine.

1. D'après le compte rendu d'*Hygienische Rundschau*, I, p. 353, 1891.

Le bacille de la fermentation butyrique produit le ferment lab qui achève la coagulation. Vinay assure que *Bacillus subtilis* sécrète le même ferment. Le *bacillus butyricus* de Hueppe, aérobie, ne serait pas identique à *Clostridium butyricum*, anaérobie, étudié par Pasteur, Van Tieghem, Prazmowski. Selon Hueppe, c'est lui qui peptonise le lait, le rend amer et alcalin. *Leptothrix buccalis*, *Vibrio rugula*, *Bacillus fluorescens liquefaciens* et les *Tyrothrix* de Duclaux agissent aussi dans le sens de la coagulation de la caséine, suite d'une dissolution lente du coagulum.

Ce sont encore des microbes qui provoquent dans le lait les modifications fâcheuses qui lui ont valu les titres de lait bleu (*Bacillus syncyanus*, Bacille cyanogène, de Hueppe), de lait rouge (*Micrococcus prodigiosus*, ou Bacterium lactis erythrogenes), de lait filant (Streptocoque de Schmidt-Mülheim), de lait amer. Demme a signalé dans le lait et le fromage une levûre rouge, qui se retrouve dans les selles diarrhéiques des enfants en bas âge.

Les aliments végétaux ont aussi leurs organismes de putréfaction, et ceux de ces organismes qui font pourrir les choux ne diffèrent, sans doute, pas essentiellement de ceux qui envahissent les viandes. Mais les substances d'origine animale sont bien plus favorables à la multiplication des saprophytes que les végétaux, milieu acide et pauvre, souvent protégé par un épiderme résistant et des fibres serrées. C'est le cas de la plupart des légumes et des fruits, à l'exception des fruits pulpeux et sucrés.

Les viandes et le lait offrent naturellement aux microbes de toute sorte le terrain nourricier riche et l'humidité qui leur conviennent; il en résulte une multiplication rapide et vigoureuse des germes.

Légumes, fruits, viande ou lait se prêtent d'autant mieux à cette multiplication que la température est plus voisine du degré *optimum* du développement de chaque espèce. Ce degré est variable; mais les limites de température dans lesquelles la croissance des saprophytes peut se continuer sont d'ordinaire bien plus étendues que celles auxquelles sont soumises les bactéries pathogènes, qui ont toujours besoin d'un degré rapproché de celui du sang des animaux.

Comme corollaire de cette loi, les saprophytes résistent mieux au froid et à la chaleur que la plupart des germes virulents. Au point de vue de la stérilisation alimentaire, il est intéressant de noter qu'un assez grand nombre d'entre eux, *Bacillus mesentericus*, bacille blanc de Lœffler, *Bacillus subtilis* (bacille du foin, *Heubacillus*), etc., survivent à l'action de température avoisinant 100 degrés. Le bacille rouge de la pomme de terre, de Globig, continue à végéter entre 60 et 70 degrés; il ne succombe qu'à des températures de 113 à 116 degrés maintenues pendant vingt-cinq minutes, de 122 à 125 degrés pendant dix minutes. A vrai dire, ces organismes ont les spores permanentes qu'on ne connaît pas aux microbes du choléra, du typhus, etc.

Les bactéries banales sont apportées aux aliments à peu près par les mêmes intermédiaires que les bactéries pathogènes, par les contacts, par les mouches, par l'air surtout. Les eaux de surface les reçoivent des souillures du sol, des déchets de la vie humaine, des égouts, de l'air encore. Elles renferment normalement des bactéries « aquatiques ». Ces dernières se rencontrent même dans des eaux de source, qui ont pu en prendre les germes au sol, ou plutôt à l'air, à leur point d'émergence.

La véhiculation aérienne des saprophytes aux aliments est fortement influencée par les allures de la météorologie et, généralement, suit la marche de la pulvérulence atmosphérique. Elle est moins active par la pluie, s'élève avec la sécheresse, sauf à s'amoindrir si la sécheresse se prolonge notablement, est favorisée par les courants d'air, surtout s'ils sont chauds et humides, plus importante dans les villes, où il y a de nombreux foyers de putréfaction, qu'à la campagne, où la végétation retient beaucoup de germes.

Dans les opérations de la boucherie, les viandes s'ensemencent par les manipulations dont elles sont l'objet, par les instruments et les mains des bouchers et par l'insufflation du tissu cellulaire sous-cutané, qui est interdite dans les abattoirs bien tenus, mais dont on use encore dans les tueries particulières pour faciliter l'enlèvement du cuir des animaux.

Le lait a, malheureusement, une foule d'occasions de s'ensemencer. Il renferme des germes avant de sortir de la mamelle des femelles. Dans une conférence faite le 9 juin 1889, Duclaux disait que « du lait proprement recueilli dans une étable bien tenue, et dans un vase bien nettoyé, par un vacher qui aurait bien lavé ses mains et les trayons de la vache, ne se coagulerait pas plus vite que du lait recueilli sans soin et additionné de carbonate de soude pour masquer son défaut de propreté ». Le docteur Smester a mis à profit cette observation et l'a appliquée pour livrer à la consommation dans Paris du lait de Normandie, non chauffé, exempt d'addition antiseptique et dont la durée de conservation est très grande, même pendant les chaleurs, en raison de l'extrême propreté avec laquelle il est produit et recueilli (1). Cela veut-il dire que ce lait soit pur de germes? En aucune façon, et ce résultat très remarquable, que nous relevons volontiers et qui est d'un bon exemple, n'est pas absolument en opposition avec les constatations des auteurs que nous allons citer.

Dans les circonstances de beaucoup les plus ordinaires, la mamelle *saine* ne fabrique que du lait pur de germes. Mais, déjà, nous avons dit antérieurement que la mamelle

----

1. DUCLAUX. Sur la stérilisation du lait (*Annales de l'Institut Pasteur*, V, p. 50, 1891).

tuberculeuse peut mettre dans le lait des bacilles tuberculeux. Il est même des auteurs qui assurent que cette condition n'est pas nécessaire, et les expériences de Ernst, cité par Honigmann, semblent l'établir. Celles de Feser, Chambrelent et Moussous, Pernice et Scagliosi, ont réussi à faire passer quelquefois le bacille du charbon par la mamelle dans le lait. Escherich, examinant le lait de 25 accouchées saines, n'y trouva jamais de développement bactériel; en revanche, 24 femmes, atteintes d'accidents fébriles, présentèrent dans leur lait, 15 fois, des staphylocoques que l'auteur pense être venus du siège de l'inflammation génitale, par le sang, à travers la glande mammaire.

Il est probable qu'Escherich admet trop facilement ce circuit des staphylocoques à travers l'économie; mais le fait à retenir et qui est constant, c'est qu'il peut y avoir des microbes dans le lait, au sortir de la mamelle, même quand on l'y a puisé avec l'asepsie la plus parfaite.

Le lait de la femme saine, en quittant le sein, même après lavage du mamelon au sublimé, renferme des microbes, voire des microbes pathogènes, *Staphylococcus pyogenes albus* et *aureus*, ainsi qu'il résulte des recherches de Cohn et Neumann, de Palleske, de Honigmann (1), de Ringel (2). Seulement, ces microbes viennent de la peau du sujet qui a fourni le lait, et il est vraisemblable, puisqu'ils persistent après le lavage au sublimé, qu'ils ont passé de la peau dans les conduits excréteurs du mamelon, où ils ont atteint à quelque profondeur. Il n'est guère douteux que toutes les nourrices exposent plus ou moins leur mamelon à cette pénétration des germes de la peau

1. Honigmann (Franz) Bacteriologische Untersuchungen über Frauenmilch (*Zeitschrift für Hygiene und Infectionskrankheiten*, XIV, p. 207, 1893).

2. Ringel (T.). Ueber den Keimgehalt der Frauenmilch (*Münchener med. Wochenschrift*, n° 27, 1893).

voisine, du linge, de l'air. L'enfant ne prend donc pas, comme on l'a dit, au sein de sa mère, du lait pur de germes. Les premières gorgées qu'il suce, au moins, sont riches en microbes, et si, néanmoins, ce lait est le plus parfait qu'il puisse recevoir, c'est que ces microbes n'ont pas le temps de s'y multiplier.

Le lait de vache, quand on examine les premières gouttes de la traite, présente déjà 50 000 à 100 000 germes par centimètre cube, à ce qu'a assuré le professeur Lehmann au Congrès des hygiénistes allemands à Leipzig, en 1891 (1). Popp et Becker trouvent 72 954 germes par centimètre cube dans le « lait complet » d'une laiterie de Francfort-sur-Mein, avant toute opération de stérilisation (2). Cette fois, on le soupçonne, l'apport des germes n'a pas lieu rien que par l'air. Les vaches se couchent sur de la litière déjà riche de poussières bactériennes et que les animaux souillent encore de leur fiente; nous avons vu que ce mécanisme peut mettre dans le lait des microbes infectieux de provenance intestinale; à plus forte raison, y introduira-t-il des saprophytes. Les germes entrés par les canaux excréteurs y prolifèrent probablement. Le lait du milieu de la traite et de la fin est stérile.

Les germes de toute nature se multiplient rapidement dans le lait; il n'est pas douteux que les saprophytes ne s'y trouvent aussi bien et mieux que les pathogènes. E. de Frendenreich constate qu'à 15 degrés 10 000 germes deviennent 25 000 en 3 heures, et qu'à 25 degrés 18 000 deviennent 172 000 (3). Plaut a trouvé qu'un lait qui compte 20 000 germes au centimètre cube, une

<hr>

1. Lehmann (K.-B.). Ueber die Anforderungen der Gesundheitspflege an die Beschaffenheit der Milch (*Deutsche Vierteljahrsschrift für öffentl. Gesundheitspflege*, XXIV, p. 8, 1892).

2. Popp und Becker. Ueber die Verarbeitung erhitzter Milch in Molkereien (*Hygienische Rundschau*, III, p. 150, 1893).

3. Miquel. La teneur du lait en bactéries (*Annales de Micrographie*, 1889).

demi-heure après la traite, conservé à 15 degrés, en offre 496 000 au bout de 8 heures, et à 20 degrés, 4 577 925, sans avoir modifié son titre d'acidité; cette dernière circonstance a une valeur que nous dirons. Le professeur Flügge est d'avis qu'un lait qui renferme plus de 100 000 germes au centimètre cube n'est plus acceptable comme lait d'enfants. Bitter abaisse la limite à 50 000.

Ces mêmes parasites ont, naturellement, le pouvoir de se multiplier aussi dans l'intestin. Ils le font parfois à un point tel qu'on peut dire qu'ils déterminent une réelle infection. Ils accomplissent d'abord dans le lait qu'ils ont envahi de tels changements qu'il est devenu offensif pour la muqueuse des enfants en bas âge. Il se peut qu'ils fabriquent des toxines ou que le corps même de ces bactéries banales ait des propriétés toxiques, analogues à celles que possèdent les cadavres de bactéries infectieuses. Soit par ces microbes, soit par les modifications qu'ils ont opérées, le lait de vache dont les saprophytes ont pris possession, s'il est appelé à remplacer le lait maternel, devient la cause de la *dyspepsie chronique* des enfants, des *diarrhées*, du *choléra infantile*, maladies plus meurtrières que le choléra indien.

« Les matières fécales du nourrisson élevé au sein et bien portant ne renferment, d'après Escherich, que deux espèces de microorganismes; le *bacterium coli* et le *bacterium lactis aerogenes*. Dans les fèces du nourrisson dyspeptique (par suite de l'alimentation avec du lait de mauvaise qualité), on trouve, outre ces deux microbes qui pullulent abondamment, d'autres espèces qui ne sont pas encore bien déterminées (1) ». D'où viennent ces microbes? Du lait, nécessairement, et des farines, panades, bouillies, dont on l'a renforcé. Chez l'enfant nourri

1. De la dyspepsie gastro-intestinale chronique des nourrissons soumis à l'allaitement artificiel (*Gazette hebdomad. de méd. et de chir.*, n° 31, 1893).

avec le lait de vache et atteint de *dyspepsie chronique*, l'acidité du suc gastrique est excessive et tient à la présence d'acides de fermentation (acides lactique, butyrique, valérique, acétique). Van Puteren a trouvé que chez les enfants nourris avec du lait de vache et de la farine lactée, le nombre des bactéries du contenu stomacal est vingt fois plus élevé que chez les enfants nourris au sein. W. Booker affirme qu'il a isolé dix-neuf espèces microbiennes dans les selles diarrhéiques des nourrissons ; plusieurs espèces appartenaient au genre *Proteus vulgaris :* elles décomposaient l'albumine en formant des substances toxiques.

Il y a, sans doute, des microbes dans la bouche de l'enfant, et tous ne sont pas offensifs ; mais une bonne part de ceux qu'on vient de nommer sont venus de l'extérieur et ont pénétré avec les aliments. Pas n'est besoin, en effet, de faire remarquer que toutes les préparations qui entrent dans l'alimentation artificielle des petits enfants comme succédanés du lait de vache sont exposées comme lui à l'ensemencement aérien des saprophytes, qu'elles leur fournissent un milieu nourricier riche et humide et que, comme le lait, elles entrent rapidement en fermentation.

La température étant décisive pour la végétation des bactéries banales aussi bien que pour les autres, *c'est en été* que les aliments préparés pour les nourrissons subissent le plus aisément l'envahissement saprophytique, et occasionnent le plus de dérangements gastro-intestinaux chez les enfants. Uffelmann (1) note avec raison cette relation fatale. A Lille, où il meurt par an 1456 enfants au-dessous d'un an, 575 succombent à la *diarrhée* et à l'*entérite*. Sur ce nombre, 250 décès appartiennent aux mois de juillet et août.

1. Hygiène de l'enfance. Trad. de l'allemand par le Dr Bœhler. Paris, 1889.

Les saprophytes de l'eau lui sont apportés par l'air, par le lavage des linges sales à l'eau courante, par la projection des immondices, directe ou indirecte (déversement des égouts aux rivières), par la souillure des puits à la faveur d'une construction défectueuse, et généralement par les mêmes négligences que nous avons signalées à l'occasion des bactéries pathogènes.

Ces microbes sont, peut-on dire, d'une variété infinie. On rencontre parmi eux un bon nombre d'espèces qui ressemblent, les unes au bacille typhique, d'autres au bacille du choléra, sans parler des microcoques les plus divers.

Le chiffre des germes dans l'eau oscille entre quelques dizaines et des milliers ou même des centaines de mille par centimètre cube.

On a l'habitude de dire que le *nombre* n'a pas d'importance, mais l'*espèce*, et que, du moment que l'eau ne renferme pas le bacille du typhus ni celui du choléra, toutes les autres bactéries sont indifférentes. Nous ne sommes pas persuadé qu'il en soit ainsi. Est-il indifférent que l'eau soit riche en *bacilles du côlon*, ces organismes qui pullulent si merveilleusement dans les diarrhées infantiles et dans tous les états fébriles, et dont la virulence se révèle en tant d'occasions? Est-il sans importance que nous ingérions dans un verre d'eau une masse de ferments adaptés à la putridité, qui feront peut-être leur œuvre sur les aliments contenus dans l'estomac et sur les matières intestinales? Cela n'est pas démontré. En revanche, les bactéries banales se multiplient déjà prodigieusement dans l'eau dès qu'elle est puisée et repose dans nos récipients; elles ne tardent pas à lui faire tort. L'eau n'est pas assez riche pour que les bactéries y décomposent l'albumine et forment sérieusement des toxines; mais les poisons bactériens sont souvent dans la substance même des microbes.

Et puis, les propriétés de la plupart des bactéries aquatiques sont positivement mal connues. Celles que leur morphologie, et même des caractères biologiques, rapprochent des bacilles du choléra ou du typhus sont-elles absolument inoffensives? Ne jouent-elles aucun rôle dans les *fébricules* d'été, dans le *choléra nostras?* Nous restons toujours frappé que le choléra de la banlieue de Paris, en 1892, attribué à l'usage d'eau de Seine, ait éclaté avant qu'un seul cas fût connu dans Paris même. Pas de choléra à Paris, pas de bacilles Komma dans la Seine de la banlieue. Et, si ce n'est pas le bacille Komma qui a fait le choléra de Nanterre-Puteaux, St-Denis, à quel bacille familier des eaux l'a-t-on dû?

Nous avons fait ressortir précédemment l'importance, la nécessité plutôt, du catarrhe gastro-intestinal pour le succès, dans l'économie, des germes de la tuberculose, du choléra, de la fièvre typhoïde. Les saprophytes de l'eau, leurs toxines, les fermentations intempestives qu'ils provoquent dans le contenu stomacal, nous paraissent très propres à décider ce catarrhe, concurremment avec toutes les matières sales de l'eau.

Rien ne s'oppose, finalement, à ce que l'on regarde les microbes saprophytes et leur suite comme capables d'aider à la disposition générale, à la *réceptivité* de l'économie pour n'importe quelle infectieuse. Les aliments, y compris l'eau, envahis par les parasites et les ferments compromettent et dépriment la nutrition; ils modifient les humeurs et affaiblissent la cellule animale. L'individu se trouve de toutes façons désarmé dans la lutte contre les agents infectieux.

Le chiffre des bactéries, même banales, dans l'eau, n'est donc pas indifférent. R. Koch (1) exige que l'eau qui sort des filtres à sable, construits sur le type de

____

1. Wasserfiltration und Cholera (*Zeitschrift für Hygiene und Infectionskrankheiten*, XIV, p. 393, 1893).

ceux de Berlin, ne renferme *pas plus de cent germes* par centimètre cube. Bien que cette limite ait eu surtout en vue la dilution la plus grande possible des bactéries pathogènes, nous pensons qu'il convient de l'adopter dans tous les cas et même rien qu'en considération des saprophytes.

Si l'on réfléchit, d'ailleurs, que beaucoup des saprophytes de l'eau y sont arrivés avec la matière à putréfaction qu'y apportent les déchets de la vie humaine, parmi lesquels les déjections intestinales tiennent toujours une grande place, il sera aisé de comprendre que ces microbes, en rentrant avec l'eau dans le tube digestif, ne sont pas dépaysés, mais se retrouvent chez eux. La question ne se pose donc pas de savoir s'ils sont capables d'implantation et de multiplication dans l'économie. Hôtes habituels de l'intestin, ils ne font que réintégrer le domicile régulier. Comme on l'a vu plus haut, la bacille du côlon, les protées, le bacille lactique et diverses espèces anaérobies y prospèrent à merveille.

Les organismes de la putréfaction ont, pour la plupart, la propriété de liquéfier rapidement la gélatine. Ils développent, dans les matières organiques, le lait, la viande, etc., des odeurs fétides et des teintes anormales, qui, par l'effet de répulsion et de nausée qu'elles produisent, ne sont pas un des moindres éléments de l'altération des substances alimentaires. A vrai dire, c'est un salutaire avertissement aux consommateurs d'avoir à s'abstenir.

CHAPITRE II

La stérilisation alimentaire est, comme nous l'avons fait entendre, *préventive* ou *réparatrice*. Le premier mode fait obstacle à l'invasion des germes ou à leur multiplication ; le second poursuit la suppression des germes existants. Toutefois, appliquée au moment où les germes ne se sont pas encore multipliés, cette suppression est un moyen préventif en même temps que réparateur.

L'un et l'autre de ces modes emploient des agents *chimiques*, *physiques*, ou *mécaniques*.

§ I. — Stérilisation préventive

Les procédés par lesquels on tente d'entretenir les substances alimentaires exemptes de germes ou ne possédant que des germes inactifs consistent :

D'une part, à supprimer les agents de transport des microbes aux denrées ;

D'autre part, à priver les aliments de l'*humidité* ou de la *chaleur* nécessaire à la prolifération des parasites.

On ne peut, dans le cas actuel, le plus souvent du moins, soustraire également aux microbes la richesse du terrain nourricier, puisque, de leur essence, la plupart des denrées alimentaires le possèdent fatalement.

Quelques-uns des moyens qui vont être examinés ne font que *retarder le développement* des germes. A ce titre, il paraîtra rationnel d'y annexer les *agents chimiques* d'antisepsie alimentaire, qui, en raison de leur nature et des doses auxquelles il faut les arrêter pour qu'ils ne soient pas toxiques, ne tuent ni les microbes, ni les ferments dans les substances alimentaires, mais empêchent seulement ceux qui existent de se multiplier.

A. — Supprimer les agents de transport des microbes. — C'est de la propreté et de l'isolement.

1. Il faut épargner aux denrées alimentaires, au pain, à la viande, au lait, les contacts et les manipulations qui ne sont pas rigoureusement nécessaires. L'esprit mercantile a fait imaginer, dans le commerce des choses qui se boivent ou se mangent, une quantité d'échelons qui sont bien regrettables et qu'il serait utile de restreindre, au moins en ne les encourageant pas. Rien ne nuit à la saveur — et au rendement nutritif — des viandes, du gibier, du poisson, des légumes, comme la succession indéfinie d'attouchements que ces objets subissent dans le trajet entre le producteur et le consommateur, sur les marchés de la part des clients, et partout de la part des intermédiaires professionnels, aujourd'hui si nombreux. Il ne paraît pas douteux que chacun des contacts successifs n'apporte à la denrée sa dose de microbes et ne pousse de plus en plus à la fermentation et à la décomposition.

Certaines viandes, ou plutôt certaines pièces de gibier, ne peuvent, à ce qu'on assure, devenir mangeables qu'à la suite d'un commencement de décomposition qu'on appelle le « faisandage ». Notre avis est qu'un vieux lièvre et qu'un vieux coq faisan sont rarement bons; douze ou quinze jours de faisandage n'y changent à peu près rien et ne rendent pas ce gibier d'une digestion beaucoup plus facile. Le levraut, le faisan jeune, le perdreau de l'année, qui peuvent être mangés *frais* ou, tout au plus, *rassis*, sont bien préférables. Mais ce sont là des morceaux d'exception qui n'intéressent guère l'alimentation populaire. Les règles qui peuvent leur convenir n'altèrent pas les règles générales que nous formulons ici.

Il est difficile d'éviter les marchés et de réduire d'emblée le nombre des intermédiaires. Mais l'on peut exiger, pour tout ce qui se passe en public, la propreté des étaux et éventaires, des récipients et ustensiles, des mains même — ou plutôt surtout — de la part des bouchers, des marchands de gibier, de volailles, de légumes et de fruits. Un lièvre en peau, suspendu à l'étalage d'un marchand, un poulet dans ses plumes, sont un peu défendus contre les germes de l'air et contre les mouches par leur enveloppe naturelle ; il en est autrement des viandes découpées, des assiettées de gibier ou d'abattis, qui s'offrent découvertes aux regards du client. Il est à supposer que les germes saprophytes sont abondants, en ces endroits où il y a tant de matières à putréfaction ; en tous cas, les mouches y foisonnent.

On ne voit pas pourquoi une surveillance continue et un peu minutieuse à cet égard ne ferait pas partie de l'inspection des abattoirs et marchés et, en général, de la police sanitaire.

Peut-être aussi serait-ce le cas de répandre, par les moyens connus, les notions qui ont trait aux altérations ou à la conservation des substances alimentaires. Le sujet en vaut la peine et celui qui ferait des conférences publiques à cette intention ne serait ni malavisé ni ridicule. Un *tract* dans le genre de ceux que Napias a proposés à la *Société de médecine publique* (25 oct. 1893) ferait, dans ce sens, une vulgarisation légitime.

Les mains et les couteaux d'un boucher qui a mis en morceaux un animal tuberculeux, charbonneux, etc., peuvent reporter à une autre viande, qui était saine et que le boucher découpe après, le virus tuberculeux, charbonneux ou autre. Si l'occasion s'en présentait, une cuisinière en ferait autant. Il va sans dire que la propreté des marchés et abattoirs eux-mêmes, ainsi que de tous les magasins, de toutes les boutiques, dans lesquels sont déposées des substances alimentaires, doit être l'objet de la même surveillance. Les prescriptions administratives à cet égard ne manquent pas. Il n'y a qu'à les exécuter.

Il est des voisinages dangereux pour tous les locaux où séjournent plus ou moins longuement des denrées alimentaires. La propreté générale des villes influe beaucoup sur la salubrité des abattoirs, des marchés et magasins de provisions. Rien qu'au point de vue de l'alimentation des habitants, elle est un devoir pour les municipalités. La rue sale, les ruisseaux de rue peu ou point irrigués, l'abandon des immondices, à plus forte raison les dépôts intérieurs ou trop voisins de la ville, voilà des conditions qui assurent le foisonnement des saprophytes, la production de poussières chargées de germes et, par les moindres mouvements d'air, l'ensemencement de toutes les denrées à découvert.

Le lait, en raison de son extrême susceptibilité vis-à-vis des germes et des nombreuses souillures qui le menacent, a droit à une protection spéciale. La police sanitaire, rigoureusement, ne peut le surveiller que quand il est mis en vente. Mais il serait désirable et avantageux pour elles-mêmes que les grandes exploitations qui font largement le commerce du lait se soumissent spontanément à une surveillance compétente ; elles regagneraient en confiance de la part du public ce que cette surveillance pourrait leur coûter de dérangement. Panum a institué à Copenhague la *Surveillance volontaire* de la production du lait (1). Il existe, à Stockholm, une *Commission libre* du lait, composée de médecins, de vétérinaires, de

1. Voy. ALMQUIST. Einige Erfahrungen über Verschleppung von Typhusgift durch Milch (*Deutsche Vierteljahrsschr. f. öff. Gesdpflg.*, XXI, p. 327, 1889).

chimistes, qui contrôle *sur place* la production du lait par une grande société laitière, propriétaire de plus de deux cents animaux (1).

Le Congrès de la tuberculose, à Paris, en 1891, avait émis un vœu relatif « à la nécessité de soumettre à une surveillance spéciale les vacheries consacrées à la production industrielle du lait destiné à être consommé en nature ». En 1893, ce vœu était encore à l'étude. Cette surveillance pourrait, à la rigueur, être exercée par les maires, en vertu de la loi municipale du 5 avril 1884; mais les termes de cette loi ne sont pas nets, et les tribunaux ne la protègent pas. L'inspection des vacheries serait en voie d'organisation à New-York (L.-H. Petit).

Les petits producteurs ne peuvent être instruits que par la diffusion des notions d'hygiène, et par l'abstention des clients, si leur lait n'est pas propre.

La surveillance doit commencer à l'étable et ne finir qu'à la consommation du lait.

Il importe que les étables soient spacieuses, aérées et entretenues propres, avec la double préoccupation de la santé des vaches et de la pureté du lait; que les vaches ne se couchent pas dans leur fiente ni dans le purin, mais sur de la paille fraîche, souvent renouvelée. Mieux encore, on leur fait un parquet de chêne sur lequel elles reposent à même; les excrétions solides sont enlevées au fur et à mesure de leur production; les liquides s'écoulent à la faveur de la pente du plancher. Martiny recommande le système « hollandais », suivant lequel les évacuations ne souillent jamais la place où les animaux se couchent; la queue elle-même ne trempe jamais dans le purin (2).

---

1. WAWRINSKY (R.). Die Milchcommission in Stockholm (*D. Viertel-jahrsschr. für öffentl. Gesundheitpflege*, XXI, p. 424, 1889).

2. MARTINY. Einiges über das Melken und die Aufstallung der Kühe (*Zeitschrift für Fleisch- und Milch-Hygiene*, II, 5, 1892). — Voy. aussi BERTIN-SANS. Hygiène des vacheries (*Montpellier médical*, 1888).

Les gens de service chargés de la traite doivent être astreints à l'obligation de se laver les mains à l'eau tiède et au savon avant l'opération et de laver de même les trayons des vaches, non pas avec les premiers jets du lait, qui, comme il a été dit, sont riches en microbes et qu'il est préférable de perdre, mais avec de l'eau tiède préalablement bouillie. La recommandation est plus impérieuse quand il s'agit d'animaux ayant la diarrhée (1). Les procédés de traite par le cathéter (Steinmann) ou par aspiration (Jungers, de Mulhouse) ne semblent pas destinés à prévaloir.

Le professeur Renk propose de ne pas accepter sur le marché un lait qui, après un repos de deux heures dans un vase d'un litre de capacité, à fond transparent, laisse un dépôt visible (2). Uhl a trouvé une moyenne de 20 milligrammes de malpropretés (fiente, poils, squames épidermiques) dans le lait du marché de Giessen (3).

Les tamis à « couler » le lait doivent être à mailles fines; les récipients en matière incorruptible et imperméable; on en fait très bien en cuivre étamé. Les uns et les autres sont lavés à l'eau propre. Dans mon village, les pots de grès qui ont contenu du lait sont plongés dans une marmite où l'on fait bouillir de l'eau et y passent une heure; on les frotte ensuite d'orties ou de paille avec du sable, puis on les rince à l'eau de fontaine. Flügge conseille le lavage avec la solution de soude ou celle de sublimé au millième « de temps en temps ».

Les locaux où se font les opérations de la laiterie seront maintenus dans un état de propreté minutieuse, d'aspect appétissant, protégés contre les impuretés du dehors. Il

1. Dornblüth (Fr.). Ueber Milchschmutz (*Deutsche Vierteljahrsschrift f. öff. Gesundheitspflege*, XXV, p. 55, 1895).

2. *Münchener medic. Wochenschrift*, 1891, n°s 6 et 7.

3. Uhl. Untersuchungen der Marktmilch in Giessen (*Zeitschrift für Hygiene und Infectionskrankheiten*, XII, p. 475, 1892).

va sans dire qu'ils ne doivent jamais servir en même temps au séjour des humains, être un réfectoire ou une chambre à coucher. Il ne doit y pénétrer que des personnes propres et proprement vêtues. En Lorraine, il est de tradition qu'une femme en période menstruelle s'abstienne d'y entrer. Cela veut dire, sans doute, que le lait redoute l'approche de toute souillure.

A l'étranger, diverses grandes entreprises, la *Société laitière d'Aylesbury*, la *Laiterie lombarde* de Milan, etc., ont adopté, à ces divers égards, des pratiques dont les petites exploitations doivent chercher à se rapprocher (1).

Le passage au tamis débarrasse le lait d'une part de ses impuretés. La Compagnie laitière de Copenhague filtre son lait, à l'arrivée au dépôt, sur un lit d'éponges, qui sont ensuite nettoyées et stérilisées. Néanmoins, le procédé ne nous inspire pas de sympathie. Ou bien la filtration n'arrête pas les germes, ou bien elle amoindrit les qualités du lait.

Les « séparateurs » et appareils centrifuges débarrassent aussi le lait de ses impuretés, y compris une part des bactéries qu'il pouvait renfermer. Malheureusement, comme la « centrifugation » a séparé une grande partie de la crème, le lait sortant de l'appareil n'est plus que du *lait maigre*. Du reste, l'élimination des bactéries est très imparfaite. Poehl (1884), Bang (1885), O. Wyss et Roth n'ont jamais obtenu, par la centrifugation des liquides bactériels ou du lait, qu'une diminution des germes. Scheurlen (2), dans une série de recherches spéciales, a constaté que le lait centrifugué selon les procédés en usage n'abandonne à la malpropreté (*Milchschmutz*) que 18 millions de germes sur 2 050 millions que renfermait

1. Voy. Rouvier (J.). *Le lait*. Paris, 1895, p. 294 et suiv.

2. Ueber die Wirkung des Centrifugirens auf Bacteriensuspensionen, besonders auf die Vertheilung der Bacterien in der Milch (*Arbeiten aus d. Kaiserl. Gesundheitsamte*, VII, 2, p. 269, 1891).

un litre de lait complet; il en reste 1 700 millions dans la crème et 560 millions dans le lait maigre. Le bacille de la tuberculose, heureusement, passe plus volontiers que tout autre dans la vase du lait.

Nous ne saurions assez insister sur ces soins qu'il faut donner au lait dès son extraction du pis de la vache et même avant. Rappelons que Duclaux a constaté et proclamé bien haut l'aptitude à la longue conservation du lait proprement obtenu. Cela peut dispenser des opérations, toujours plus ou moins dispendieuses, de la stérilisation. Soxhlet (1) note que le lait est d'autant plus difficile à stériliser qu'il est plus malpropre, et que les impuretés lui donnent inévitablement le *goût de cuit*. Plaut (2) fait remarquer, en outre, que le lait très souillé ne tarde pas à renfermer des produits de sécrétion bactériels toxiques, que la stérilisation ne détruit pas.

Pour ces raisons, nous ne partageons pas le dédain de Flügge à l'égard de l'ensemencement du lait par l'air, et nous croyons, avec Miquel, que « toutes les poussières de l'habitation peuvent tomber dans le lait » qui n'est pas couvert, et qu'il est désirable que tous les récipients de lait, à la maison, à la cave, ou dans la rue, aient un couvercle ou, tout au moins, soient recouverts « d'une sorte de tamis à toile serrée et humide pour retenir les poussières ».

La rapide multiplication des bactéries dans le lait, surtout par les temps chauds, comporte naturellement l'indication *qu'il soit consommé frais* le plus possible. Soxhlet et Plaut ont adopté la recherche du degré d'acidité du lait comme indice de son altération; le premier

<hr>

1. Ueber die Anforderungen der Gesundheitspflege an die Beschaffenheit der Milch (*Deut. Vierteljahrsschr. f. öff. Gesundheitspflege*, XXIV, p. 8, 1892).

2. Ueber die Beurtheilung der Milch nach dem Verfahren der Säuretitrirung (*Archiv für Hygiene*, XIII, p. 133, 1891).

effet de la multiplication des germes est, en effet, l'élévation de cette acidité, précédant la coagulation. L'acidité du lait frais est de 7 degrés. Si, aussitôt après la traite, on refroidit le lait à la température de conservation et que l'on maintienne constante cette température, il s'écoule, avant que le degré d'acidité change, les quarante centièmes du temps qui précède la coagulation spontanée. C'est ce que l'auteur appelle le *stade d'incubation*. Le lait ne doit pas l'avoir dépassé au moment où on le vend. Dès qu'il a cessé, l'acidité est de 7°,2; au moment de la coagulation par la chaleur, elle est de 11 degrés; à la coagulation spontanée 55 degrés. Or, le stade d'incubation dure 8 heures à 55 degrés, 55 heures à 17°,5, 70 heures à 10 degrés. Il peut donc se conserver 200 heures à 10 degrés, 65 heures à 17°,5 et seulement 19 heures à 55 degrés. Plaut a reconnu que le lait affecté d'un haut degré d'acidité, quel que soit le chiffre de ses bactéries, est d'un usage dangereux pour les enfants, même après stérilisation. Celle-ci tue les microbes, mais ne détruit pas les acides qu'ils ont faits. La formation des toxines paraît, d'ailleurs, marcher parallèlement avec celle des acides.

Les mouches, mouche domestique, mouche carnassière, mouches armées, à titre de véhicules des contages et des organismes de la putréfaction, comportent une lutte sérieuse, mais de quelque difficulté. La propreté des locaux et des alentours, l'éloignement des fumiers et de toutes immondices où ces diptères peuvent déposer leurs larves, les lavages fréquents des surfaces sur lesquelles peuvent être placés des aliments, sont de bons éléments de cette lutte.

Il est imprudent de combattre les mouches à l'aide de substances toxiques. Les « gobe-mouches » sont recommandables, mais ne sont que des palliatifs en raison du nombre prodigieux des insectes. Ce qu'il y a encore de mieux, c'est de mettre une barrière entre les mouches et les aliments sous forme de toiles métalliques ou de canevas à mailles suffisamment serrées. Ces toiles sont adaptées à une fenêtre, dont la vitre reste ouverte, ou forment les parois d'une cage que l'on suspend dans un courant d'air.

Les mouches ne les franchissent pas, mais l'air passe néanmoins et enlève la vapeur qui se dégage de la substance alimentaire, la viande ordinairement, cuite ou crue.

On pourrait, sans aucun doute, protéger les aliments contre des ennemis plus petits, les poussières et les microbes, à l'aide des *filtres à air*, dont il existe divers modèles. Celui de K. Möller, qui a été construit expressément pour arrêter les germes atmosphériques, semblerait pouvoir convenir à cette fin.

Je ne sache pas, cependant, que l'on y ait recours en vue de la conservation des denrées alimentaires. Peut-être, au fond, ces appareils arrêteraient-ils moins les microbes qu'ils ne gêneraient la circulation de l'air et la dissémination de la vapeur ; les inconvénients en dépasseraient les bénéfices. L'impénétrabilité aux germes des filtres à air est, en effet, très imparfaite, ainsi que l'ont démontré les expériences de contrôle instituées par Rietschel et par Petri (1).

Mais s'il n'existe pas encore de procédés qui tamisent l'air, on en connaît depuis longtemps qui l'interceptent ou l'excluent et, naturellement, ses germes avec lui. Il est même remarquable que le *procédé Appert*, qui est encore aujourd'hui la plus grande application du principe, ait été inventé (vers 1810) bien avant que l'on soupçonnât le rôle immense des microbes et des ferments. On avait bien l'intention dès lors d'exclure l'air, mais l'explication

1. Die Durchlässigkeit der Luftfiltertuche für Pilzporen und Bacterienstäubchen (*Zeitschrift für Hygiene*, VI, p. 255, 1889).

du résultat avait été empruntée à la chimie, et c'est Lavoisier qui l'avait donnée : c'était la privation d'oxygène qui suspendait la fermentation, c'est-à-dire la décomposition des viandes enfermées dans les boîtes Appert.

À vrai dire, la méthode est mixte. Les viandes que l'on va mettre en boîtes sont déjà sérieusement ensemencées de germes par suite des manipulations dont elles ont été l'objet et de leur exposition à l'air. Enfermées dans cet état, elles subiraient la multiplication des germes et se décomposeraient à peu près comme si elles étaient restées à découvert.

On soumet donc la viande à de hautes températures, c'est-à-dire à la stérilisation par destruction des microbes, préalablement à la fermeture des boites. Ce n'est qu'à partir de cette fermeture que la stérilisation par exclusion de l'air fait son office; il est préventif.

L'*enrobement* dans l'huile (sardines) ou dans la graisse de viandes préalablement cuites, qui s'applique largement aux cuisses d'oie dans le Midi, est évidemment une forme de la méthode précédente. La conservation des fruits dans le sirop de sucre en est une autre. Toutes deux sont très imparfaites.

On remplace encore l'air, autour des aliments, la viande surtout, par des gaz qui sont aussi plus ou moins antiseptiques : l'*oxyde de carbone*, l'*acide sulfureux*, l'*hydrogène sulfuré*, l'*acide carbonique*. Nous ne croyons pas que ces procédés de stérilisation préventive soient très répandus, et il est à désirer, sans doute, que les trois premiers moyens, dangereux pour tout le monde, ne se répandent jamais.

Le procédé pur et simple de l'exclusion de l'air n'est guère employé que pour les œufs. L'œuf se gâte parce que les bactéries passent, surtout par acte de végétation, à travers la coquille et la membrane qui la tapisse intérieurement. Zörkendörfer (1) en a distingué, dans les œufs gâtés, 16 espèces non encore décrites, toutes aérobies. Les unes produisent de l'hydrogène sulfuré; les autres une matière colorante verte avec des phosphorescences bleues. On intercepte l'air et les germes en recouvrant la coquille d'un lait de chaux ou d'un vernis qui en obture les pores. C'est le vernis que recommande Zörkendörfer. Cependant, il est difficile que l'enduit imperméabilisateur arrive sur l'œuf assez à temps pour que l'air n'ait encore introduit aucun germe. Aussi la conservation des œufs à l'état frais par ces moyens est-elle de peu de durée, deux mois environ. On obtient à peu près le même résultat en renfermant les œufs dans un endroit frais, à l'abri de la lumière, et en s'abstenant de les manier.

La stérilisation préventive de l'eau est tout entière dans les mesures adoptées pour barrer aux microbes, et tout d'abord aux impuretés qui les supportent, la route des collections aqueuses naturelles. Malheureusement, c'est une œuvre colossale et qu'il est impossible de réaliser complètement lorsqu'il s'agit des *eaux de surface*. On détourne, par les égouts et par l'épuration agricole, les matières excrémentitielles et les eaux sales des villes, des fleuves et rivières qui les traversent; c'est une pratique qui s'impose aux municipalités. Mais la fréquentation de leurs bords par les humains, la navigation, le déversement des eaux d'industrie, la négligence et le mauvais vouloir des particuliers, y font aboutir, malgré toutes les précautions et malgré les règlements, une masse toujours sérieuse de matériaux de déchet, chargée de germes, et faisant appel aux saprophytes, sans parler des germes de l'air qui se précipitent naturellement à la

1. Ueber die im Hühnerei vorkommenden Bacterienarten nebst Vorschlägen zu rationnellen Verfahren der Eikonservirung (*Archiv für Hygiene*. XVI, p. 569, 1893).

surface des eaux et que les couches atmosphériques en contact avec l'eau lui abandonnent définitivement.

La précipitation des bactéries se continue dans les masses aqueuses ; les cours d'eau et les lacs sont de grands épurateurs. Mais les villes qui empruntent aux eaux de surface leur approvisionnement d'eau ne choisissent pas toujours le point où cet assainissement spontané est le plus complet ; beaucoup ne cherchent même pas à établir leur prise d'eau à l'amont. C'est pour cela que l'approvisionnement aux eaux de surface est toujours suspect, souvent d'une insalubrité positive.

La véritable stérilisation préventive, et même toute stérilisation de l'eau de boisson consiste dans l'approvisionnement en *eau de source*, ainsi que M. Vallin a l'habitude de le répéter toutes les fois que l'occasion se présente de parler des filtres, et comme nous aurons ultérieurement l'occasion de le reconnaitre encore. Le stérilisateur universel des eaux, c'est le sol, et il n'en est pas qui l'égale.

Malgré le merveilleux fonctionnement du service des eaux à Berlin, R. Koch est disposé à abandonner comme suspecte la distribution d'eau de la Sprée (Stralau) et à réclamer l'approvisionnement à la nappe souterraine profonde, suivant un mode adopté récemment par bon nombre de grandes villes (1). Cette eau profonde, en effet, sous le rapport de la pureté en germes, est sensiblement l'équivalent de l'eau de source.

Et même, l'eau de la nappe souterraine superficielle, qui, en définitive, a filtré à travers plusieurs mètres d'épaisseur de terrain, ne serait pas riche en germes, si l'on avait soin de protéger sérieusement l'orifice des puits qui s'y alimentent. C'est ce qui ressort des recherches de Heraeus et de C. Fraenkel et des observations déjà

1. Koch (R.). *Wlasserfiltration und Cholera*. p. 420.

nombreuses dans lesquelles on a vu des puits particuliers préserver du choléra ou de la fièvre typhoïde toute une famille ou tout un quartier, dans une ville infectée par la distribution municipale.

D'ailleurs, lorsque l'approvisionnement est emprunté à une source sans soupçon, il faut encore que les travaux de captage, les conduits, les réservoirs, soient constitués de façon à fermer l'accès de l'eau à toute impureté extérieure dans tout le trajet qui sépare l'émergence de la source du robinet de la maison. On connaît des eaux sortant du granit qui ont pu être accusées d'être typhogènes, parce qu'il avait été constaté que des fêlures existaient sur quelque 'point des tuyaux d'amenée. Nous conseillons volontiers, à cet égard, l'abandon des réservoirs de maisons où l'infection de l'eau est si facile et si fréquente.

2. Nous avons, au début de ce paragraphe, annoncé que l'*isolement* est un des moyens de supprimer le transport des germes aux denrées alimentaires.

Le mode suivant lequel s'applique cette stérilisation préventive consiste dans l'*isolement* des animaux atteints d'affections contagieuses et, le cas échéant, dans l'*abatage* immédiat, suivi de l'enfouissement du cadavre avec la peau tailladée, ou de son envoi à l'équarrissage, avec interdiction d'en livrer la chair à la consommation publique. En Allemagne, on l'arrose de pétrole pour plus de sûreté. Dès lors sont prévenues la contamination des bêtes voisines et, tout d'abord, la transmission à l'homme, par la viande ou par le lait, d'une zoonose à laquelle notre espèce a le fâcheux privilège de pouvoir participer. Avec les précautions qui entourent régulièrement l'abatage, on peut dire aujourd'hui assez exactement : « morte la bête, mort le venin. »

La loi du 21 juillet 1881, *sur la police sanitaire des animaux*, a prévu pour notre pays les cas dans lesquels ces mesures doivent être prises et les indemnités à accorder aux propriétaires, si l'abatage est imposé. Ces dispositions impliquent l'obligation pour ces propriétaires de déclarer les maladies dont leur bétail est atteint. Il existe, en Allemagne, des prescriptions identiques, mais non encore généralisées ; seulement la perte des animaux sacrifiés est, d'ordinaire, couverte par une assurance à des compagnies diversement organisées. L'avis des hygiénistes allemands semble incliner vers l'assurance obligatoire, à la condition que l'État soit lui-même l'assureur (1) ou garantisse une subvention importante.

Par arrêté du 28 juillet 1888, à la suite des affirmations radicales d'un certain nombre des membres du *congrès de la tuberculose*, celle-ci a été ajoutée aux maladies réputées contagieuses et qui donnent lieu à l'application de la loi du 21 juillet 1881. Par suite, les viandes d'animaux tuberculeux doivent être exclues de la consommation : 1º si les lésions sont généralisées, c'est-à-dire non confinées exclusivement dans les organes viscéraux et leurs ganglions lymphatiques ; 2º, si les lésions, bien que localisées, ont envahi la plus grande partie d'un viscère ou se traduisent par une éruption sur les parois de la poitrine ou de la cavité abdominale.

Ce 2º semble, heureusement d'ailleurs, n'être pas d'une application très fréquente, vu la faible proportion de bêtes tuberculeuses saisies dans les abattoirs français et qui ne dépasse pas 1 pour 100. A Lille, où l'on prétend être très sévère, la proportion des bovidés saisis pour cette cause n'atteint pas tout à fait 1 pour 100. Un autre congrès de la tuberculose, en 1893, est revenu à l'opi-

---

1. LYDTIN (de Carlsruhe). Die Verwendung des wegen seines Aussehens oder in gesundheitlicher Hinsicht zu beanstandenden Fleisches, einschliesslich der Cadaver kranker, getödteter oder gefallener Thiere (*Deutsche Vierteljahrsschrift für öffentl. Gesundheitspflege*, XXVI, p. 113, 1894).

nion modérée de Nocard, en harmonie avec les progrès accomplis et qui exclut les frais exorbitants et inutiles. *Diagnostic par la tuberculine, isolement des bêtes reconnues malades, engraissement de ces mêmes bêtes pour la boucherie et consommation de la viande de celles qui ont bien pris la graisse et ne présentent pas de généralisation des lésions*; telles paraissent être aujourd'hui, à cet égard, les précautions nécessaires et suffisantes.

On ne peut que réclamer, avec Nocard, l'épreuve de la tuberculine chez les animaux reproducteurs présentés aux concours. Bien que la transmission héréditaire ne soit pas très commune, il y a de ce côté une application très légitime de l'isolement que nous rangeons dans la stérilisation préventive, spécifique, des viandes. Mais il importe davantage d'introduire cette épreuve dans les grandes étables pour couper court à la transmission de la tuberculose entre animaux, puisqu'il est constant que cette infection est en voie de s'accroître chez les bovidés, comme nous l'avons reconnu et comme comme Bollinger (1) le déclarait aussi naguère en Allemagne.

Il ressort de la communication du même professeur au Congrès des hygiénistes allemands à Brunswick, en 1890, que l'inspection des viandes n'était pas encore, à cette époque, obligatoire dans tout l'empire. Elle l'est dans les grandes villes et elle s'accomplit, à Berlin, Munich, Francfort, etc., dans des conditions qui peuvent servir d'exemple.

En France, l'inspection des viandes à l'abattoir et aux portes des villes a été organisée par l'autorité municipale de la plupart des localités importantes, en vertu des pouvoirs conférés aux maires par la loi municipale du 5 avril 1884 (art. 97). L'arrêté du maire de Lille à cet

1. Ueber die Verwendbarkeit der an Intectionskrankheiten leidenden Schlachtviehen (*Deutsche Vierteljahrsschrift für öffentl. Gesundheitspflege*, XXII, p. 95, 1891).

égard ne manque pas de sévérité, et il est incontestable que l'application de ces mesures écarte un nombre prodigieux de microbes de l'alimentation publique.

Malheureusement, en France, comme sans doute aussi en Allemagne, il persiste des *tueries particulières* et des tueries clandestines, qui desservent la banlieue des villes et mettent souvent en défaut la surveillance exercée aux portes des villes elles-mêmes. En outre, bien que la loi implique l'inspection obligatoire des viandes à l'abattoir, il suffit qu'une ville déclare n'avoir pas assez d'argent pour assurer cette inspection ; l'administration n'insiste pas.

B. Soustraire l'humidité. — Cette opération naturellement ne s'applique qu'aux substances solides. Cependant le lait ne s'y refuse pas absolument, et les aptitudes à se conserver de la préparation qu'on appelle « lait concentré » sont dues pour une grande part à la soustraction de l'eau.

Une assez grande quantité de substances alimentaires, des graines, certains végétaux entiers, des fruits, se conservent très bien par simple dessiccation, pourvu que l'on ait soin de les empêcher de reprendre ensuite a l'atmosphère l'humidité qu'on leur avait intentionnellement fait perdre. Telles sont les graines des céréales et des légumineuses, pois, haricots, lentilles. A vrai dire, arrivées à la maturité, ces graines n'ont déjà presque plus d'eau.

Ce n'est pas le cas des pommes, des poires, des raisins, que l'on conserve, cependant, aussi par la dessiccation ou plutôt par l'*évaporation*, comme on dit aux États-Unis, en leur enlevant 80 pour 100 d'eau. Ch. Joly (1) nous a fait connaître les « évaporateurs » américains, dans lesquels on sèche les fruits par circulation d'air chaud. C'est une branche de commerce des plus importantes.

1. Note sur la conservation et la dessiccation des fruits (*Journal de Soc. nat. et centr. d'Horticulture*. 3ᵉ série, IV, p. 648, 1882).

Il est de notion vulgaire qu'un moyen de retarder la corruption de la viande, fraîche ou récemment cuite, consiste à favoriser l'évaporation de son eau et à lui épargner la précipitation de la vapeur condensée. Un morceau de viande, suspendu dans un courant d'air sec, résiste quelque temps à la putréfaction ; déposé sur un plat et enfermé, il est bientôt envahi, et il l'est par la partie qui repose sur le plat, c'est-à-dire celle où les sucs aqueux de la viande s'accumulent et ne peuvent s'évaporer. Les ménagères savent qu'il ne faut jamais remettre au buffet, tant qu'il est encore chaud, un morceau de viande récemment cuit ; la vapeur de la viande ne pouvant se diffuser dans l'air, retomberait sur le morceau et en pénétrerait la surface d'une humidité propice, en même temps que la chaleur, à l'éclosion des germes. En été, le procédé atteint à la perte de la viande en une nuit.

Dans la saison chaude et sèche, et surtout dans les régions voisines des tropiques, on pratique en grand la conservation de la viande par dessiccation au soleil. C'est ainsi que l'on obtient, au Brésil et à La Plata, la *carne secca*, le *charque dulce*, le *tassajo*. On n'évite jamais un commencement de décomposition à la périphérie des morceaux, ce qui donne à ces aliments un vague fumet d'équarrissage ; mais la dessiccation rapide de la zone superficielle forme une croûte protectrice qui interdit aux ferments une pénétration plus profonde.

Ces viandes, à vrai dire, ne viennent guère jusqu'en Europe. On a essayé (Fr. Hofmann et C. A. Meinert) d'utiliser la dessiccation d'une autre façon, pour faire bénéficier nos pays du surcroît de viande des prairies américaines. La viande desséchée était réduite en poudre (*patent fleischpulver*) et additionnée de farines diverses (*carne pura*), pour la convertir en tablettes ou en cylindres dont chacun suffisait à la préparation rapide d'une soupe. L'essai n'a pas réussi et la fabrication a cessé (Kœnig). Ces préparations étaient par trop dénuées de charme, quoique très scientifiquement combinées.

Bien que la fumée de bois et le sel marin aient quelque pouvoir antiseptique, c'est surtout en soustrayant de l'eau aux aliments que la *salaison* et le *fumage* leur procurent une conservation, de durée limitée toutefois.

Après Forster, Serafini et Ungaro (1) ont constaté que la fumée de bois, de par sa constitution chimique et principalement par son acide carbonique, est un réel bactéricide. Les microbes les plus résistants, *en culture pure*, succombent à son action en moins de trois heures et demie; les spores du charbon, en moins de dix-huit heures. Mais il en est tout autrement des bactéries incorporées à la viande. La fumée ne pénètre pas. Elle fait plutôt, à la surface des morceaux, une couche d'albumine coagulée qui protège les microbes de la profondeur. En revanche, en se desséchant, cette couche fait désormais obstacle à la pénétration des germes du dehors.

Le salage, combiné au fumage, hâte la formation de la croûte protectrice.

C'est encore par la réduction des proportions d'eau que se conservent les saucisses, tout en portant des bactéries vivantes.

Ces moyens d'asepsie alimentaire sont, au fond, très imparfaits. L'eau est incontestablement aussi nécessaire aux microbes qu'au reste des êtres; mais une quantité minime d'eau, qui ne leur permet pas de prendre leur essor de végétation, suffit à les conserver vivants et prêts à reprendre leur développement si les circonstances redeviennent favorables. Dans nos pays, la météorologie tend incessamment à restituer aux viandes l'humidité qu'on leur a enlevée. La dessiccation parfaite, d'ailleurs, n'est jamais obtenue et ne saurait l'être, sous peine de

1. Der Einfluss des Holzrauches auf das Leben der Bakterien (*Archiv für Animal-Nahrungsmittelkunde*, VII, 8-10, 1892).

réduire étonnamment la valeur alimentaire des préparations. Finalement, il paraît que la dessiccation parfaite conserve assez bien certains microbes, même ceux qui ont en apparence des mœurs aquatiques, comme le vibrion du choléra (Kitasato, Berkholtz, Guyon).

C. Soustraire la chaleur. — Le froid tue certaines bactéries particulièrement sensibles ; mais la plupart des espèces et, dans tous les cas, celles qui ont des spores, résistent aux basses températures, quelques-unes aux plus basses que nous puissions produire, ainsi qu'il ressort des expériences de Pasteur, de Prudden, de Melsen, etc. Il est vulgaire aujourd'hui qu'elles persistent dans la glace et que celle-ci peut transporter des microbes pathogènes. La température de — 10° à — 20° détruit la virulence des spirilles du choléra en une demi-heure ; celle de — 5° l'atténue. Le bacille typhique n'est pas influencé (A. Montefusco).

Mais le froid *suspend la végétation des germes*. Il n'est même pas nécessaire que la température descende très bas pour que la plupart des espèces bactériennes cessent de proliférer. Le degré auquel s'arrête la végétation a été déterminé pour chacune des familles pathogènes ; il reste toujours, quelquefois beaucoup, au-dessus de zéro. Les espèces qui ne réussissent très bien qu'à la température relativement élevée du corps humain sont les plus délicates de toutes. Cependant les saprophytes ne sont pas moins entravés dans leur activité végétative par les températures voisines de zéro ou inférieures à ce degré.

Il était tout indiqué de mettre à profit cette particularité pour la conservation des denrées alimentaires. Ce n'est pas une stérilisation ; mais c'en est, pendant quelque temps, l'équivalent pour ce qui regarde ces substances elles-mêmes, en ce sens qu'elles ne modifient pas leur richesse en germes. Si, comme c'est l'ordinaire, elles en renferment déjà au moment où on les soumet au refroidissement, ces germes resteront engourdis par le froid et n'opéreront aucune fermentation, aucune altération dans la substance alimentaire, dussent-ils se réveiller au sortir de la glacière et chez le consommateur.

En pratique, il faut toujours appliquer la réfrigération, quand on s'en sert, à l'aliment *récent* et le plus près possible de l'instant où il vient d'être produit : à la viande, dès que la bête est mise en quartiers ; au poisson, dès qu'il sort de l'eau ; au lait, dès que les opérations de la traite sont terminées. De cette façon, pourvu que le consommateur ne laisse pas aux germes le temps de reprendre leur activité, ceux-ci restent en nombre restreint. C'est tout, comme prophylaxie de la corruption banale des aliments ; c'est quelque chose vis-à-vis des microbes pathogènes, desquels on a d'autant plus à craindre qu'ils sont plus nombreux.

Il est vrai que, pour des raisons que l'on dira, les germes mettent une rapidité singulière à pulluler sur les denrées qui passent de l'atmosphère réfrigérante dans l'air ordinaire.

Il y a longtemps que l'on sait, au moyen de la glace et des glacières, retarder la décomposition du gibier, du poisson, alors que l'on ne soupçonnait pas le rôle des saprophytes dans ce phénomène vulgaire. Il est classique que l'on tienne *au frais* les viandes, les légumes, les boissons. De temps immémorial, les bonnes laiteries se sont assuré un local abrité du soleil, le plus frais possible, pour leurs opérations et pour le séjour du laitage, tant qu'il ne s'agit pas de produits fermentés.

La nature a, dit-on, fourni d'éloquents exemples, puisque l'on a retrouvé fraîches, dans les glaces de la Sibérie, des chairs de mammouths qui vivaient il y a cent mille ans.

Il était réservé à notre époque d'ériger la méthode en

pratique courante. Les progrès de la science ont, à la fois, éclairé le principe et indiqué les moyens de l'appliquer. Dans notre Europe de travail et d'industrie, on cherche à compenser la pénurie de viande indigène par l'importation à l'état frais du superflu du Nouveau Monde. Elle est aussi, notre Europe, actuellement hérissée de baïonnettes, et il faut, dès maintenant, constituer des approvisionnements en vivres pour les troupes qui défendront les vastes camps retranchés des guerres à venir.

Le froid artificiel a rendu possible cette importation et ces approvisionnements.

Réfrigération du lait. — C'est une pratique qui nous paraît excellente, à condition qu'on ne lui demande pas plus qu'elle ne peut donner.

Il ne faut pas refroidir le lait en vue de diminuer le nombre de ses microbes actuels, mais il est très utile, souvent indispensable, de fixer, par l'abaissement de la température, ce nombre, pendant qu'il est encore peu élevé.

Les procédés et les appareils qui visent la *congélation* du lait ont été fortement critiqués par Bitter (1), et, sans doute, avec raison. Ils sont coûteux, compliquent le travail, exposent les consommateurs à se confier à un mauvais lait en se figurant que la congélation détruit les microbes, et, par cette congélation même, peuvent nuire au lait. En effet, les petits glaçons qui se forment dans le lait sont plus riches en eau que le reste du liquide, et il faut reconstituer le mélange quand on veut s'en servir, après dégel (Kœnig).

Mais il en est autrement du *refroidissement* du lait aussitôt après la traite, pourvu que celle-ci ait été effectuée dans une asepsie relative, à l'aide des précautions et des soins de propreté indiqués plus haut. Soxhlet

1. *Versuche über das Pasteurisiren der Milch* (*Zeitschrift für Hygiene*, VIII, p. 240, 1890).

insiste particulièrement sur la nécessité et les heureux effets de ce refroidissement. Un lait, ramené à 10 degrés aussitôt après la traite, reste soixante-dix heures dans le « stade d'incubation », alors qu'à la température de la chambre, 17°,5, il franchit ce stade en trente-trois heures. « Fourniture surveillée d'un lait obtenu proprement, refroidi et maintenu à température basse, par des laiteries situées dans la campagne la plus voisine », telle est la formule de l'auteur.

Les grands producteurs refroidissent le lait en le versant dans des cylindres à double paroi; l'espace annulaire entre les deux parois est garni de glace. Le procédé est absolument louable, à la condition que le marchand de lait ne cherche pas à rentrer dans ses frais en mettant de l'eau dans sa marchandise plutôt que d'en élever le prix.

Cette dépense et cet écueil peuvent être souvent évités en employant, pour refroidir le lait, l'eau de puits, qui est d'ordinaire, même en été, à une température inférieure à 10 degrés. L'eau des distributions municipales a le tort d'être plus influencée par la température extérieure et, par suite, d'atteindre, en été, à quelque 12 ou 14 degrés. Cependant, Soxhlet prétend qu'au fort de l'été, on pourrait encore, sans peine, approvisionner Leipzig avec du lait de Munich frais, en rafraîchissant, avec l'eau de la distribution, ce lait, recueilli proprement et placé dans de grands récipients, où la température s'équilibre moins vite que dans les petits.

Disons, dès maintenant, que le refroidissement immédiat est l'auxiliaire obligatoire de la stérilisation par la chaleur, dont il sera question bientôt. Soit après la « pasteurisation », soit au sortir de l'appareil Soxhlet ou d'un autre, il est requis de refroidir rapidement le lait aux environs de 10 degrés, afin d'empêcher les germes, qui persistent toujours, de se développer au moment où la température leur serait favorable; ce moment étant de quelque durée, quand on laisse le liquide se refroidir tout seul. On fixe la teneur du lait en bactéries, pendant que le nombre en est aussi réduit que possible.

Conservation des viandes par le froid. — Le procédé de réfrigération par enveloppement de glace, que nous venons de voir appliqué au lait, ne congèle pas ce liquide et ne refroidit pas jusqu'à zéro les viandes que l'on place, entourées de glace, dans des armoires en fer. La glace est à zéro, mais l'air autour des morceaux qui fondent est à une température supérieure. Il y a même là un inconvénient réel, qui ne se fait pas sentir dans le lait, le vin, la bière, qu'on met à rafraîchir en des récipients propres, mais qui aide à la corruption de la viande; c'est la précipitation sur la viande des vapeurs de l'air, condensées par le refroidissement.

Pour refroidir la viande d'une façon salubre, il faut employer un air à la fois *froid* et *sec*.

Les viandes à conserver par ce système sont mises en des « chambres à froid », où la température est abaissée de façons diverses. Les moyens de distribuer le froid rappellent beaucoup les procédés par lesquels on distribue la chaleur; ou bien l'on envoie dans le local de l'air froid, comme les calorifères chauffent par circulation d'air chaud; ou bien l'on produit le froid dans la chambre même, ce qui correspond au chauffage local, en aérant, d'autre part, modérément l'espace.

La circulation d'air froid s'obtient d'ordinaire avec les « machines à glace ». Ces machines reposent sur le principe de l'absorption de calorique par les corps passant de l'état solide ou liquide à l'état gazeux (appareils Carré ou Pictet). On peut légitimement en rapprocher celles dans lesquelles le froid est produit par la détente de l'air comprimé; c'est un gaz, à la vérité, mais qui, en redevenant libre, prend une fluidité par laquelle il change véritablement d'état (machine Giffard).

La production de froid dans la chambre a lieu par circulation, dans des tuyaux, d'une solution saline refroidie au dehors et qui ne se congèle pas au-dessous de 10 à 15 degrés au-dessous de zéro.

Le professeur Hofmann (1) est peu sympathique au procédé par circulation d'air froid. Par la même raison qu'il porte mal la chaleur, l'air ne véhicule le froid qu'avec des oscillations et des inégalités de fonctionnement. Le système n'a donné des résultats satisfaisants que dans le transport des viandes d'Australie en Angleterre. Le compartiment des navires qui renferme la viande reçoit de l'air entre 10 et 16 degrés de froid, qui sert encore, au sortir de ce compartiment, à rafraichir les parties basses du navire, à la traversée des tropiques. La masse des viandes est prise en un bloc de glace, d'un volume modéré et, tant que dure l'action du froid, se conserve comme la chair des mammouths dans les glaces de la Sibérie. Deux à trois mille rations n'occupent pas plus d'un mètre cube d'espace ; on en a de toutes prêtes, en cet état, dans les forteresses françaises et allemandes, au dire d'Hofmann.

Pour mieux assurer la conservation, les quartiers d'animaux sont mis dans la chambre à froid sans retard après l'abatage. Souvent on se borne à enlever les viscères, la tête et les pieds ; le corps est mis en place dans sa peau.

Mais le traitement par la congélation très au-dessous de zéro est déplorable pour la pratique journalière et ne réunit les suffrages ni des commerçants, ni du public. La viande congelée a subi, au fond, des altérations profondes et de quelque importance. Lorsqu'on l'extrait de la chambre à froid, elle est encore assez froide pour occasionner une précipitation de la vapeur d'eau de l'atmosphère à sa surface et un courant d'air qui l'ensemence de germes

1. Kuhlräume für Fleisch und andere Nahrungsmittel (*Deutsche Vierteljahrsschrift für öffentl. Gesundheitspflege*, XXIV, p. 43, 1892).

abondamment. Ce qui explique qu'elle se corrompe, dès lors, plus vite qu'aucune autre.

Le moyen de faire entrer dans le commerce les viandes conservées par le froid, c'est de ne les refroidir qu'à quelques degrés *au-dessus* de zéro. On y arrive par l'emploi des solutions salines réfrigérantes, combiné avec l'introduction partielle d'air.

La présence, à l'intérieur de la chambre à froid, de tuyaux dans lesquels circule l'eau salée à une température entre —6 et —10 degrés, assure constamment à cette chambre une provision de froid qui la rend indifférente aux allées et venues des personnes. Ces tuyaux peuvent porter le froid sur le point que l'on veut, permettent de l'augmenter ou de le diminuer. Il n'y a pas de mesures à prendre pour purifier l'air introduit; les tuyaux à froid circulant sous le plafond, la vapeur d'eau du local, qui s'y élève en raison de sa faible densité, se précipite à leur surface à l'état neigeux et dessèche d'autant l'air intérieur. Un froid de $+ 3^o$ à $+ 5^o$ et un air sec, c'est le meilleur moyen de paralyser les germes à la surface des viandes.

A l'abattoir de Brème, les animaux tués, dépouillés et vidés à leur crochet, vont directement à la chambre à froid, sans passer par des mains diverses, sur les épaules des garçons, etc., toutes opérations qui leur abandonnent des germes. C'est de cette façon qu'il convient de procéder.

D'autres denrées alimentaires que la viande peuvent aussi être soumises à la conservation par le froid. Le poisson, si disposé à la corruption et qu'il est toujours difficile de transporter et de conserver dans les localités éloignées du littoral, est encore plus que les viandes de boucherie le destinataire des appareils à froid, bien que la congélation puisse diminuer ses qualités. Son passage dans les chambres froides n'a du reste rien de commun avec la pratique des pêcheurs et marchands qui l'entourent de morceaux de glace; cette glace n'empêche pas les germes de s'abattre sur le poisson, mais elle le ramollit en fondant; dès que le poisson en est retiré, il se corrompt rapidement.

Les viandes qui n'ont pas été gelées, mais que l'on a simplement refroidies à sec, se conservent bien mieux et plus longtemps, une fois sorties de la chambre à froid.

On en vend aujourd'hui beaucoup, en France comme en Angleterre, de celles qui sont venues d'Australie à l'état de congélation. A moins de précautions spéciales, elles ont subi, en passant du froid à l'air extérieur, la précipitation de la vapeur qui les rend humides et juteuses à la surface. Le liquide séreux, rougeâtre, qui infiltre le tissu cellulaire, est un milieu de culture favorable aux germes saprogènes et hâte la putréfaction. Cette viande a donc une valeur moindre que la viande indigène, fraîche, et doit être vendue à un prix inférieur. Maljean (1) a indiqué un moyen de la reconnaître : les globules du sang, obtenus par le raclage de cette viande, sont décolorés, déformés, et nagent dans un sérum verdâtre. En effet, la congélation fait éclater les globules sanguins et n'en laisse pas à l'état normal.

D'après un document officiel, la Compagnie Sansinena, qui livre, chaque année, à la consommation parisienne, une dizaine de mille moutons congelés de la Plata, possède un secret pour que la viande ne soit pas brusquement dégelée, au sortir de la chambre frigorifique. En évitant ce dégel brusque, on peut faire circuler les moutons dégelés entre le Havre et Paris, dans les wagons de marchandises ordinaires, sans la moindre précaution (2).

1. Sur un moyen simple de reconnaître les viandes congelées (*Archives de médecine militaire*, novembre 1891, p. 389).

2. MINISTÈRE DE LA GUERRE. Rapport de la Commission chargée de rechercher et d'étudier, à l'Exposition universelle de 1889, les objets pouvant intéresser l'armée, 1890, p. 34.

L'Australie et la république Argentine ne sont pas seules à envoyer des viandes congelées en Europe; il en vient beaucoup de la Nouvelle-Zélande sur les marchés de Londres et de Liverpool. Ces viandes coûtent, au plus, 1 franc le kilogramme, au lieu de 1 fr. 65 ou 1 fr. 70.

Sans parler des grands services que la réfrigération peut rendre en apportant à l'Europe, à l'état frais, une part du superflu de viande de l'Amérique et de l'Australie, on doit considérer, avec le professeur Hofmann, qu'il se perd par corruption spontanée environ 10 pour 100 des matières alimentaires, que le froid eût certainement sauvées, s'il était régulièrement et largement appliqué aux viandes, au poisson, et même à d'autres denrées, au fur à mesure qu'elles sont disponibles. La suspension par le froid de l'activité des germes est donc un mode de stérilisation préventive, très imparfait bactériologiquement, mais pratiquement très précieux et dont il faut tirer parti.

D. — Retarder par des antiseptiques chimiques le développement des germes. — Les antiseptiques qui peuvent avoir, au point de vue qui nous occupe, le plus d'importance, sont : pour la viande et le lait, l'*acide borique* et l'*acide salicylique,* le *borax* et le *salicylate de soude*; pour le lait seul, le *carbonate* et le *bicarbonate de soude*. Nous pouvons être très bref à l'égard de ces divers agents de stérilisation. La plupart des hygiénistes les repoussent pour deux raisons péremptoires : aux doses admises pour les matières alimentaires, ils ne sont pas antiseptiques; et quand on force la dose, ils deviennent dangereux.

L'acide borique n'est point le désinfectant énergique que l'on avait cru. A 1 et 2 grammes par litre de lait, A. Lazarus (1) le trouve à peu près impuissant vis-à-vis

1. Die Wirkungsweise der gebräuchlicheren Mittel zur Conservirung der Milch (*Zeitschr. für Hygiene*, VIII, p. 207, 1890).

des saphrophytes et vis-à-vis du vibrion du choléra ; une seule fois, à la température de 22 degrés, l'apparition des colonies de ce dernier cessa au bout de vingt-quatre heures. Kitasato (1) avait reconnu que le bacille typhique croît encore dans le bouillon à 1,5 pour 100 d'acide borique, est empêché à 2 pour 100, mais n'est tué qu'avec la proportion de 2,7 pour 100.

Le borax, à la dose de 5 à 4 grammes par litre, retarde la coagulation du lait un peu plus que le précédent. Mais, finalement, il semble diminuer à peine le chiffre des saprophytes et ne produit un arrêt de développement des bactéries pathogènes qu'à 22 degrés et après une action de longue durée (Lazarus). Si l'on pousse la dose jusqu'à 6 à 8 grammes, le lait prend mauvais goût.

Selon Forster, l'acide borique dans les aliments active la desquamation épithéliale de l'intestin et diminue la résorption de l'azote. Duclaux (2), qui est disposé à trouver à cet agent des propriétés antiseptiques plus positives que ne le conclut Lazarus, le repousse de la conservation des aliments comme une substance dangereuse pour l'homme.

L'acide salicylique est plus antiseptique encore et aussi plus dangereux. Dans les expériences de Lazarus, à la dose de 75 centigrammes, qu'on ne peut dépasser sans rendre le lait amer, il retarde de deux à trois jours la coagulation du lait, même stérilisé au préalable et ensemencé du *Bacillus acidi lactici*, de Hueppe.

Le *Bacillus Neapolitanus*, d'Emmerich, est peu influencé dans sa croissance, mais cependant cesse de coaguler le lait. Pour les saprophytes, il en empêche d'abord le développement ; à 22 degrés, il les tue généralement en vingt-

---

1. Ueber das Verhalten der Typhus- und Cholerabacillen zu Säure- oder alkalihaltigen Nährböden (*Zeitschr. f. Hyg.*, III, p. 404, 1888).

2. Sur la stérilisation du lait (*Annales de l'Institut Pasteur*, V, p. 54, 1891).

quatre heures. Le bacille du choléra, sous son influence, cesse de se développer et succombe en six à neuf heures à 22 degrés, à moins qu'on n'en ait semé une grande quantité. Les bacilles de Finkler et Prior n'y sont pas moins sensibles. Le bacille de la diphtérie intestinale de Ribbert et le bacille napolitain d'Emmerich lui résistent un peu plus; cependant, même à 55 degrés, ils éprouvent de la gêne dans leur développement et disparaissent en vingt-quatre heures. Remarquable est, au contraire, la résistance du bacille typhique à l'action de l'acide salicylique. Si l'on fait un ensemencement comportant 1000 à 2000 germes par centimètre cube de lait salicylé, il y en a 2 à 5 millions en vingt-quatre heures dans le même volume. Avec un ensemencement de 55 germes au centimètre cube, on peut remarquer un arrêt de développement, mais non la mort des bacilles.

En somme, l'acide salicylique est un agent puissant de conservation. « Heureusement, dit Duclaux, il coûte cher, et comme il peut être dangereux, c'est à juste titre qu'il est proscrit de toutes les matières destinées à l'alimentation. » On sait qu'il est particulièrement redoutable aux individus chez qui l'élimination par les reins est en défaut par suite d'une affection de ces organes.

Le bicarbonate de soude est employé depuis longtemps, dans les familles, à la dose de 50 centigrammes à 1 gramme par litre, pour retarder la coagulation du lait, en neutralisant ses acides. Les marchands de lait médiocre, en Allemagne comme en France, recourent volontiers au même moyen, dussent-ils forcer la dose. Cependant, à 2 grammes par litre, le lait contracte déjà, par l'ébullition, une forte odeur d'œuf cuit et un goût de lessive (J. Rouvier d'après Ch. Girard).

Les expériences de Lazarus ont encore porté sur l'action, dans le lait, du carbonate et du bicarbonate de soude, qu'on emploie à peu près aux mêmes doses.

L'auteur a d'abord constaté que, dans les conditions ordinaires de l'addition de carbonate de soude au lait, la réaction alcaline est plus longtemps à paraître, mais que la coagulation n'est pas retardée; quelquefois même, elle avance. Sans doute parce que les alcalins favorisent la production du ferment lab.

A la dose de 5 grammes par litre, qui est un maximum, les carbonates alcalins n'exercèrent aucune action sensible sur la vitalité des saprophytes, soit dans le lait cru, soit dans le lait préalablement stérilisé.

Pour ce qui concerne les microbes pathogènes, Kitasato avait déjà reconnu que l'arrêt de développement arrive à 2,1 pour 100 de sel alcalin pour le typhus; à 2,32 jusqu'à 2,47 pour le choléra; et que le premier est tué à 2,47, le second à 2,72 pour 100. Les doses, bien inférieures, de Lazarus, ne produisent donc aucun effet. Au contraire, le choléra, qui craint les acides, ne parut se trouver que mieux d'une légère addition alcaline.

Ces pseudo-stérilisateurs, qui aident volontiers le commerce déloyal, sont à rejeter absolument.

§ II. — Stérilisation réparatrice

La stérilisation réparatrice, qui est la stérilisation vraie, bien qu'elle reste souvent encore imparfaite et n'ait pas besoin d'être autre chose, emploie surtout un moyen physique, la *chaleur*, lequel est héroïque et à peu près le seul applicable aux viandes et au lait. Mais la stérilisation de l'eau admet un moyen mécanique de grande importance, la *filtration*, et peut-être des agents chimiques (alun, permanganate de potasse). Pour ne pas éparpiller les détails, nous les rapporterons, non pas au mode, mais à l'objet de la stérilisation.

A. — STÉRILISATION DE LA VIANDE PAR LA CHALEUR

La pratique de la stérilisation par la chaleur se présente sous deux aspects : stérilisation à des températures qui ne dépassent pas 100 degrés; stérilisation au-dessus de 100 degrés.

1° Stérilisation à 100 degrés et au-dessous. — C'est celle que l'on peut obtenir à l'aide des procédés culinaires habituels, en prenant toutefois certaines précautions que les connaissances actuelles imposent.

On mange les viandes *bouillies*, *rôties* ou *grillées*.

C'est une loi que « tous les germes pathogènes, y compris leurs spores, sont détruits en dix à quinze minutes par l'eau bouillante ». Mais autre chose est de faire bouillir dans l'eau une culture de microbes, ou d'exposer à l'ébullition ces mêmes microbes abrités dans la profondeur d'un morceau de viande volumineux. Si cette dernière manière équivalait à la précédente, la confection du « pot-au-feu » donnerait toutes garanties, puisqu'elle comporte trois à quatre heures d'ébullition — ou à très peu près — de l'eau dans laquelle est plongée la viande.

Le bouillon est stérile; mais la viande ne l'est pas dans la profondeur, si le morceau était trop volumineux et si l'opération n'a pas duré longtemps. D'après Liebig, un morceau de 3 livres et demie, plongé dans l'eau bouillante, n'atteint 62 degrés à l'intérieur qu'au bout d'une heure et demie d'ébullition. Vallin (1), sur des jambons pesant plus de 5 kilogrammes chacun, n'a jamais vu la température profonde s'élever à 60 degrés, même après trois heures de cuisson. A l'occasion des accidents de Moor-

1. De la résistance des trichines à la chaleur et de la température centrale des viandes préparées (*Revue d'Hygiène*, III, p. 177, 1881).

secle, le professeur Van Ermengem (1), ayant confectionné un hachis avec la viande d'un veau infecté expérimentalement, constata que cette viande était restée virulente après qu'une masse de hachis pesant *environ 6 kilogrammes* avait été soumise à l'ébullition dans une marmite à feu doux, pendant une heure. Ce qui lui paraît expliquer que les consommateurs de la viande d'un veau atteint d'entérite infectieuse aient été infectés, aussi bien qu'intoxiqués, encore que cette viande n'ait pas été mangée crue.

Quoique la viande de bœuf fraîche, lâche et peu serrée, se laisse aisément pénétrer par la chaleur, il importe donc que les morceaux de bœuf employés à préparer le mets national en France, la *soupe*, ne dépassent guère le poids de 2 kilogrammes pour que, dans les trois à quatre heures que dure la préparation, la température de 90 à 100 degrés ait régné jusqu'au centre pendant une quinzaine de minutes.

Cette condition est réalisée dans la plupart des ménages particuliers. Il faudrait de même, dans les cuisines des collectivités, comme les pensionnats, les casernes, les hôpitaux, mettre à la marmite plusieurs morceaux relativement petits, n'ayant dans tous les cas pas plus de 5 à 6 centimètres d'épaisseur, plutôt qu'un seul morceau volumineux. Cette précaution n'entraîne pas de sérieux inconvénients.

Il est recommandé, en art culinaire, de modérer le feu sous la marmite après que l'eau a fourni quelques bouillons, de telle sorte qu'il n'y ait plus, dans le liquide, qu'un léger frémissement, qui correspond à une température un peu inférieure à 100 degrés. Mais cette température est encore très suffisante pour tuer les microbes pathogènes, dont la plupart ne supportent pas plus de

1. Recherches sur les empoisonnements produits par de la viande de veau à Moorseele. Bruxelles, 1892.

60 degrés, c'est-à-dire le point de coagulation de l'albumine.

Les bactéries des viandes sont dans un état équivalent à celui de *culture fraiche*, c'est-à-dire possédant leur maximum de susceptibilité vis-à-vis de la chaleur. Peut-être, toutefois, en serait-il autrement des bacilles tuberculeux dans les nodules enkystés ou dans d'autres foyers pour le moment inactifs; ces bacilles ressemblent assez à des cultures vieilles. Mais, ici encore, la prolongation de l'action de la chaleur humide est une garantie que, même sous cette forme plus résistante, les microbes perdront leur vitalité. Les récentes expériences de Cornelis de Man (1) semblent significatives à cet égard. Entre les mains de cet auteur, les bacilles tuberculeux du lait, de la mamelle, des nodules pleuraux, ont succombé à 55 degrés en 4 heures, à 60 degrés en 1 heure, à 65 degrés en 1/4 d'heure, à 70 degrés en 10 minutes, à 80 degrés en 5 minutes, à 90 degrés en 2 minutes, à 95 degrés en 1 minute.

La viande *bouillie* est donc généralement stérilisée au point de vue des microbes pathogènes et probablement de beaucoup d'autres. Bien que cette viande manque d'attrait et qu'on ne la voie guère figurer sur les tables luxueuses, il est reconnu qu'elle est parfaitement nourrissante et même de facile digestion, si elle est primitivement de bonne qualité et que la cuisson n'ait pas été poussée au point de la rendre sèche et fibreuse. Les soldats ne consomment guère de viande de bœuf que sous cette forme, et, s'ils sont fréquemment tuberculeux, ce n'est point de là que leur vient la tuberculose. Il est même remarquable qu'aujourd'hui, où les *repas variés* devenus réglementaires dans l'armée y ont introduit les ragoûts et même les rôtis, la tuberculose semble moins

1. Ueber die Einwirkung von hohen Temperaturen auf Tuberkel bacillen. *Inaugural-Dissertation*. München, 1893.

fréquente chez les troupes qu'au temps où elles receaient la soupe et le bœuf deux fois par jour.

Il va de soi que la cuisson à 100 degrés ou aux environs tue les cysticerques, les ténias, les trichines et autres parasites animaux plus sûrement encore que les bactéries.

A Berlin, pour la cuisson d'un certain nombre de viandes d'animaux malades (ladrerie, fièvre ortiée, etc.), dont la police permet la consommation à l'état bien cuit, on utilise un four à vapeur construit par les ingénieurs Becker et Ulmann, et dans lequel la viande est en réalité cuite dans l'eau chauffée par une circulation de vapeur. Selon Hertwig, on peut obtenir en deux heures, par ce procédé, des températures de 86 degrés à 91°,5 au centre de morceaux ne dépassant pas en volume 6 centimètres sur 12. L'appareil a des dimensions assez grandes et un agencement assez bien compris pour que l'on y traite sans peine de fortes quantités de viande à la fois, découpée en morceaux que l'on isole les uns des autres dans l'intérieur de la machine. Un poids de 75 kilogrammes de viande a été réduit à 54 kil. 5. La viande était restée tendre, succulente, sapide, d'une valeur nutritive supérieure à celle de la viande que l'on a fait bouillir pendant des heures dans l'eau, suivant le procédé ordinaire.

Si l'on cuit la viande dans la vapeur même, sans la plonger dans l'eau, il faut prolonger l'opération pendant seize heures pour cuire les morceaux jusqu'au centre.

Pour préparer des viandes en *ragoûts* ou en *fricassées*, on commence par les « faire revenir », c'est-à-dire par rôtir à l'air l'extérieur des morceaux. L'albumine se coagule donc à la périphérie et gêne la pénétration à l'intérieur du liquide chaud qui sera la sauce du ragoût. En outre, les morceaux se touchent dans la casserole. Ces circonstances sont, assurément, défavorables à l'arrivée de la température de 100 degrés jusqu'au centre des morceaux. Heureusement, ceux-ci sont petits, on les remue plusieurs fois pendant l'opération et elle se prolonge assez longtemps. En fait, les viandes en ragoûts ou fricassées sont d'ordinaire bien cuites, et il ne semble pas que l'on doive s'en défier beaucoup plus que des viandes bouillies.

Tout autrement en est-il des *rôtis* et des *grillades*. Autrefois, l'usage de ces préparations n'était guère plus dangereux que celui du bœuf bouilli, parce que la règle était, chez nos pères, que, même grillée ou rôtie, la viande fût toujours *bien cuite*. Comme l'éducation devient une seconde nature, beaucoup de familles (il en existe encore) avaient pour la *viande saignante* la plus parfaite horreur. On eût plutôt mangé le gigot desséché et coriace. Depuis, la mode anglaise de la viande saignante s'est introduite chez nous. En général, la viande en cet état est plus sapide, plus tendre, sinon plus facile à digérer. La thérapeutique y vit certaines ressources. On exagéra bientôt, et la viande *crue* devint un médicament qui ne contribua pas peu à propager les ténias, et peut-être quelque chose de plus et de plus grave.

La bactériologie est venue mettre un frein à ces hardiesses culinaires, en révélant les réels dangers que fait courir l'usage de la viande incuite, c'est-à-dire de morceaux dont certaines portions n'ont pas même subi la température de 60 degrés. Il est utile de rappeler ici qu'il n'est pas absolument nécessaire qu'une viande charbonneuse ou tuberculeuse arrive jusqu'à l'intestin, pour infecter le consommateur; les menaces d'inoculation commencent à la muqueuse des lèvres.

Vallin a reconnu expérimentalement que la température centrale des viandes rôties ne dépasse souvent pas 50, 48, 46, et même 45 degrés. On peut en induire que la profondeur d'un beafsteak saignant a à peine eu chaud.

Bœuf rôti, un peu trop saignant, 51 à 55 degrés.

Bœuf rôti, cuit à point, couleur rouge vif à l'intérieur, 56 à 60 degrés.

Mouton rôti, violacé à l'intérieur par places, 48 à 51 degrés.

Mouton rôti, cuit à point, 52 à 56 degrés.

Étant donné que, dans certaines contrées, la moitié des bovidés sont atteints de tuberculose, il ne resterait guère qu'à s'abstenir du rostbeaf et du beafsteak saignants, comme de dangereux véhicules de la tuberculose, encore que l'intégrité habituelle de la chair musculaire et les ressources propres de nos facultés digestives puissent être une sérieuse protection.

Heureusement, il y a *l'épreuve de la tuberculine* qui, désormais, séparera catégoriquement les animaux tuberculeux de ceux qui ne le sont pas. Ces derniers, seuls, seront admis à fournir de la viande, susceptible d'être consommée peu cuite, ainsi qu'il a été dit précédemment.

Les autres diminueront de nombre, évidemment, de jour en jour, par le fait de l'isolement que la tuberculine indiquera pour ce qui les concerne. On conçoit qu'ils disparaissent par la boucherie ou autrement et que la tuberculose finisse par ne plus se présenter que très accidentellement dans les étables, puisque l'on peut, ici, supprimer les contagieux en les tuant.

Cependant, il en existe encore. Une masse considérable de viande est disponible en ces bêtes bovines mises à part et dont beaucoup, quoique tuberculeuses, sont bien en chair et même grasses. Faire saisir et détruire ces viandes serait une grosse perte pour les éleveurs, si on ne les indemnise pas; une grosse dépense pour l'administration, si une indemnité est accordée aux propriétaires. Dans tous les cas, ce serait soustraire à l'alimentation publique une forte proportion de substance animale, alors qu'en Europe la viande est rare et de prix excessif, et que tant de gens ne peuvent en manger.

La stérilisation systématique des viandes suspectes, surtout en vue de détruire le virus tuberculeux, semble pouvoir donner la solution la plus favorable à ce problème économique et sanitaire, en permettant la consommation de ces viandes sans aucun danger pour la santé publique. En Allemagne, où la vente des viandes d'animaux tuberculeux encore de bel aspect et sans lésions généralisées est autorisée dans les *Freibänke* (étaux libres), on a bien compris que le procédé n'est, après tout, pas sans arrière-pensée et que c'est une manière douteuse de favoriser les besogneux. Quelles que soient les conditions de prix, on paie toujours trop cher une denrée qui peut être l'origine d'une maladie mortelle. Aussi, est-ce là, autant que nos renseignements soient exacts, que l'on a d'abord adopté la méthode de stérilisation des viandes à haute température dont il va être question.

2° Stérilisation au-dessus de 100 degrés. — Ce procédé existe depuis longtemps; c'est aujourd'hui le mode habituel d'application de la *méthode Appert*.

A. — On sait que cette dernière consistait à faire cuire au bain-marie, entre 90 et 100 degrés, des viandes placées en morceaux dans des boîtes de fer-blanc, que l'on fermait en les retirant, c'est-à-dire alors que la vapeur dégagée par la cuisson remplaçait l'air intérieur.

Les découvertes de notre époque enseignèrent aux industriels que la conservation des viandes dans les boîtes Appert est due moins à l'exclusion de l'air qu'à l'anéantissement des microbes dont la viande peut avoir été ensemencée, et que d'ailleurs il existe des germes capables de résister assez longtemps à des températures bien supérieures à 100 degrés. La conséquence fut que, désormais, dans les points de l'Amérique du sud et de l'Australie où se préparent les boîtes de conserves de

viande, on appliqua les procédés portant les noms de
Fostier, d'Aberdeen ou de Martin de Lignac, d'Angilbert,
qui tous ont ce point commun que le bain bouillant dans
lequel sont plongées les boîtes est une solution saline,
généralement de chlorure de calcium, assez concentrée
pour n'atteindre à l'ébullition qu'au delà de 110 degrés.
C'est cette dernière température que l'on suppose avoir
régné jusque dans la profondeur de la viande. On l'aide
par l'exclusion de l'air et quelquefois par la substitution
à l'air déplacé d'oxyde de carbone ou d'acide sulfureux.

La viande des boîtes australiennes a beaucoup perdu
de ses qualités primitives et, néanmoins, comme le fait
remarquer Hofmann, est encore un aliment de luxe, qui
ne rendra jamais de sérieux services à l'alimentation
publique. Les commerçants sont bien obligés de faire
payer au consommateur, avec le prix de la viande, qui
est, à la vérité, bon marché, le prix de la boîte, les frais
d'usine, d'ouvriers, de charbon. L'armée use de cette
ressource, qui répond à des situations d'urgence; mais
ce n'est ni par goût ni par économie.

Cette viande se conserve-t-elle, au moins, et n'apporte-
t-elle jamais avec elle de germes infectieux? Il serait
peut-être téméraire de répondre affirmativement.

Il y a toujours un certain nombre de boîtes dont le
contenu s'altère après un temps plus ou moins long. On
s'en aperçoit au *bombage* ou *soufflage* du couvercle.
Comme il existe des microbes antérieurement au bombage et, sans doute, aussi des produits toxiques, il peut
arriver que la consommation d'une viande de conserve
occasionne des accidents. On en connaît, en effet (1).
Souvent, les accidents sont attribués à ce que la boîte

1. Voy. Bouchereau et Noir. Intoxication par des viandes de conserve
altérées (*Archives de Médecine militaire*, février 1889). — Duriez.
Empoisonnement par des conserves de bœuf (*même recueil*, 1885,
t. II, p. 81. — Statistique médicale de l'armée pour l'année 1890.)

était restée ouverte un certain temps avant que la viande fût consommée. Mais, si la stérilisation eût été complète, peut-on supposer que les germes abattus de l'air accompliraient si rapidement leur œuvre de décomposition? Il en restait dans la viande, qui se sont réveillés sous l'afflux de l'air.

La présence de bactéries en grand nombre a été constatée, dans des conserves diverses, par Poincaré et Macé, en même temps que l'injection sous-cutanée d'une macération de la substance en conserve causait la mort des cobayes en expérience (1). Les auteurs soupçonnent que la température a pu, fréquemment, en raison du volume des boites placées dans le bain salin en ébullition, ne pas atteindre au degré suffisant pour anéantir tous les microbes. Cassedebat (2), dans quatre boites de conserve altérée, a retrouvé plusieurs espèces de bactéries, dont onze sont pathogènes chez les animaux, et a pu provoquer, chez des cobayes, tantôt des *infections*, tantôt des *intoxications*, au moyen de l'injection du liquide contenu dans les boîtes. Il estime que l'infection microbienne des viandes s'est faite après que la viande était déjà cuite et à la suite du retard apporté à la fermeture des boîtes, au lieu de la fabrication, retard qui a permis à l'air de rentrer dans les boîtes et de réensemencer la viande.

Si cet auteur n'affirmait que, parmi les bacilles qu'il a isolés, un très petit nombre seulement exigent pour être stérilisés une température de 100 degrés environ maintenue pendant quarante minutes, les autres succombant encore plus tôt, nous proposerions volontiers l'explication suivante :

1. Poincaré. Recherches expérimentales sur l'action toxique des conserves (*Revue d'Hygiène*, X, p. 107, 1888). — Poincaré et Macé. Sur la présence des germes vivants dans les conserves alimentaires (*Revue d'Hyg.*, XI, p. 107, 1889).

2. Bactéries et ptomaïnes des viandes de conserve (*Revue d'Hyg.*, XII, p. 568, 1890).

Il est peu probable que les ouvriers de la fabrication laissent rentrer l'air dans les boites après la cuisson, puisque l'exclusion de l'air par la vapeur est le premier objectif de la méthode. Il y a même un procédé qui consiste à fermer entièrement les boites avant la cuisson; quand on les retire du bain, le couvercle bombant sous l'effort de la vapeur, un ouvrier y fait, d'un coup de poinçon, un trou par lequel la vapeur s'échappe en sifflant; le couvercle se rabaisse et l'ouvrier ferme le trou avec une goutte de soudure.

Mais la viande dépecée, crue, est restée à l'air un certain temps; elle s'est ensemencée à la surface et peut-être déjà à quelque profondeur. Parmi les germes qu'elle a reçus, il en est qui résistent parfaitement à la température de 110 degrés et davantage. L'expérience a prouvé que ces germes, persistant à l'état de spores, sont fortement retardés dans leur développement à la suite du passage dans un liquide surchauffé. D'ailleurs, ils n'ont plus d'air. On conçoit donc qu'à la faveur de leur engourdissement momentané, la viande se conserve pendant un temps quelquefois assez long, mais aussi qu'elle s'altère quelquefois, surtout après des années, à la suite du réveil de ces germes dont quelques-uns sont anaérobies.

Pour ce qui est des aérobies, il est vraisemblable que ce sont eux qui se réveillent à l'ouverture des boites et, en se multipliant rapidement dans ce milieu nourricier riche, occasionnent la décomposition rapide du contenu.

Il n'est pas impossible que des viandes australiennes, bien abritées contre l'air et contre les mains des ouvriers pendant le dépeçage, puis cuites convenablement, en boites fermées aussitôt après la cuisson, ne se présentent parfois exemptes de germes. Peut-être était-ce le cas de celles qui ont été examinées par Fernbach, dont la méthode, d'ailleurs, n'a point paru irréprochable à Poincaré, dont nous partageons le sentiment.

La persistance de quelques saprophytes, presque inévitable, n'implique pas celle des germes pathogènes, de ceux de la tuberculose en particulier, s'il arrivait qu'un des animaux dont la chair est mise en boîtes fût atteint de cette maladie. On n'a guère de garanties que la santé de ces bœufs soit contrôlée très scrupuleusement. Mais les germes pathogènes succombent en 15 minutes à 100 degrés. Par conséquent, il est difficile qu'il en persiste dans la viande sortant du bain à 110 degrés; à moins qu'il ne s'agisse de quelque bacille infectieux propre aux animaux et particulièrement résistant.

b. Il est une autre circonstance dans laquelle, depuis peu, on use de la stérilisation des viandes au-dessus de 100 degrés.

Bien que la cuisson des viandes à 100 degrés *maximum*, dans les conditions qui se réalisent dans la plupart des ménages, soit très sûre et puisse être recommandée aux particuliers, on conçoit qu'il ait paru convenable de les stériliser régulièrement à une températaure qui ne laisse place à aucun soupçon, dès que la méthode se proposait d'offrir ses produits au public et se faisait patronner par une autorité de police sanitaire.

Telle est, sans doute, la pensée qui a présidé aux essais du docteur Hertwig, directeur de l'inspection municipale des viandes à Berlin, les premiers de ce genre que nous connaissions.

En 1891, à Berlin, on a interdit la viande de 1334 bœufs, dont 1000 à 1200 présentaient encore une chair appétissante et parfaitement utilisable pour l'alimentation, n'était la préoccupation du parasitisme dont les animaux avaient été reconnus atteints. En supprimant sûrement les parasites, qu'est-ce qui empêcherait de consommer cette viande?

Hertwig institua donc à l'Abattoir central de Berlin, avec autorisation de la police sanitaire, une série d'expériences en vue d'arriver à une solution pratique de la stérilisation des viandes provenant d'animaux malades (1).

Il utilisa à cet effet l'étuve à désinfection par la vapeur de Rohrbeck, que nous avons décrite dans la *Revue d'Hygiène* (juin 1895), d'après *Gesundheits-Ingenieur*. Le propre de cet appareil est d'être muni d'un mécanisme de condensation de la vapeur, *par refroidissement*, condensation qui produit une dépression et permet à la vapeur d'abandonner aux objets à désinfecter une part de sa chaleur latente. L'air est, d'ailleurs, du même fait, raréfié dans l'épaisseur des objets, et la vapeur introduite à nouveau dans la chambre à désinfection les pénètre vite et profondément. L'acte de la condensation fait gagner 3 ou 4 degrés de température dans l'intérieur des objets, par l'utilisation de la chaleur latente de la vapeur. L'étuve de Rohrbeck se prête à la désinfection par le courant de vapeur, par la vapeur en surpression et avec l'emploi du vide. Dans l'appareil dont s'est servi Hertwig, le cylindre ou chambre de désinfection était à **double** enveloppe.

On confia des viandes tuberculeuses à cette machine à stérilisation. Des thermomètres à contact, en alliage fusible, établissaient un courant électrique dès que la température de 100 degrés était obtenue au centre des plus gros morceaux et en avertissaient par une sonnerie. Quand on avait la preuve que la température s'élevait à 100 degrés dans le centre de tous les morceaux, on donnait issue à la vapeur et l'on ouvrait l'appareil. Les thermomètres à *maxima* marquaient alors 116 à 118 degrés.

On peut maintenir la viande pendant deux heures et demie à 100 degrés et plus. Elle était alors « parfaitement cuite, très juteuse, avait très bon aspect et possédait un arome

1. HERTWIG. Ueber Kochverfahren zum Zwecke der Erhaltung des Fleisches Kranken Thiere als Nahrungsmittel (*D. Vierteljahrsschrift f. öff. Gesundheitspflege*, XXIV, p. 592, 1892).

et un goût de viande plus agréables que la viande cuite à l'eau ». Elle avait perdu de 35 à 40 pour 100 de son poids; mais cette perte se retrouvait dans le bouillon concentré que l'on recevait des morceaux dans des vases disposés à cet effet.

Des inoculations faites à des cobayes avec de la viande tuberculeuse, avant et après le passage à l'étuve, démontrèrent la virulence de la matière dans le premier cas et sa parfaite stérilisation dans le second.

Si l'on veut sécher la viande juteuse obtenue dans l'opération, il suffit de faire arriver la vapeur dans l'espace annulaire qui existe entre les deux enveloppes pendant que la viande est dans le compartiment intérieur.

La stérilisation dans le désinfecteur de Rohrbeck ne répand point d'odeur. Hertwig ne l'a expérimentée que sur des viandes provenant d'animaux tuberculeux et ne prétend pas qu'elle réussirait de même dans le cas d'autres maladies du bétail, quoique ce soit très probable. Au fond, il ne propose sa méthode que pour les viandes qui, quoique provenant de bêtes tuberculeuses, ont encore bon aspect et ont conservé une réelle valeur nutritive. D'autre part, il estime que la viande sortant de l'étuve ne peut être vendue que dans les *Freibänke* (étaux francs), c'est-à-dire sous la surveillance administrative; ces boucheries étaient déjà autorisées par arrêté ministériel (15 septembre 1887) à vendre certaines viandes d'animaux tuberculeux, reconnues mangeables à la mesure de cet arrêté. A vrai dire, la certitude d'une stérilisation parfaite des viandes tuberculeuses ôterait toute raison d'être à l'arrêté et aux *Freibänke* eux-mêmes. La viande n'aurait besoin que d'être cuite à l'abattoir et de ne pas sortir sans un certificat de stérilisation pour pouvoir être vendue partout, sauf une réduction de prix que le client demanderait naturellement et qu'on ne pourrait lui refuser. La viande étant cuite, l'envie ne viendrait pas au boucher de la vendre comme viande de première qualité.

Un rapport de Duncker (1) donne quelques détails complémentaires sur les opérations conduites par Hertwig à l'abattoir de Berlin. Les morceaux mis à l'étuve avaient de 12 à 15 centimètres d'épaisseur et pesaient de 5 à 6 kilogrammes. La température indiquée par les thermomètres à *maxima* plongés dans l'épaisseur de la viande variait de 100 à 113°,5; le plus souvent, elle était de 107 degrés : la viande maigre est celle qui met le plus de temps à cuire.

Le procédé a été adopté aux abattoirs de Neisse et de Lübeck. Dans cette dernière ville, on admet à l'étuve les viandes affectées de tuberculose étendue, de cysticerques, de psorospermie, de concrétions calcaires, d'hémorrhagies multiples, à condition que l'animal abattu soit dans un bon état de nutrition. La viande sortant de l'étuve est très supérieure au *bouilli* classique. On en trouve aisément le débit. Le porc se vend 1 franc le kilogramme, le bœuf 75 centimes, avec une quantité correspondante de fort bouillon. Au moment du rapport de Haske (2) à qui nous devons ces renseignements, 16 bœufs et 54 porcs, en tout 16 000 kilogrammes de viande, avaient été transformés par quarante opérations de stérilisation en aliment salubre. L'auteur calcule que, tous frais compris, une installation de ce genre peut rapporter un intérêt de 5 pour 100.

Il importe de relever ce détail, que les viandes stérilisées à l'étuve ont été trouvées appétissantes et ont eu des acheteurs. Il ne suffit pas de les avoir rendues inoffensives; en hygiène alimentaire, il faut qu'elles restent capables de produire un effet utile. Or, le *bouilli*, tout en man-

1. Dampf-Kochversuche mit dem Rohrbeck'schen Desinfektor auf dem Berliner Central-Schlachthofe (*Zeitschrift für Fleisch- und Milch-Hygiene*, II, 1892).

2. Der Rohrbeck'sche Dampf-Desinfector im Schlachthause zu Lübeck und seine wirtschaftliche Bedeutung (*Zeitschrift f. Fleisch- und Milch-Hyg.*, III, 1893).

quant d'attraits, est certainement de facile digestion et parfaitement nourrissant. Les viandes stérilisées à la vapeur, qui sont plus succulentes, ne peuvent être moins profitables à l'assimilation.

En 1892, il a été rejeté de la consommation en France ou livré aux bêtes du Jardin des plantes 922277 kilogrammes de viandes, la plupart tuberculeuses ou provenant d'animaux atteints d'affections inflammatoires des poumons ou de fièvre aphtheuse. Une forte masse de viandes toutes pareilles ont passé frauduleusement dans le commerce et ont été mangées, au grand péril des consommateurs. Rochard (1), qui relève ces détails, en prend prétexte pour réclamer la surveillance administrative, conseiller l'usage exclusif de viande bien cuite et regretter qu'il n'existe pas dans notre pays, comme en Allemagne, d'appareils destinés à stériliser dans la vapeur chaude les viandes suspectes.

Au dernier Congrès de la tuberculose (1893), Degive (de Bruxelles) a émis le vœu que, pour permettre sans danger l'utilisation de la viande provenant d'animaux tuberculeux, on encourageât l'installation dans les abattoirs publics, d'appareils stérilisateurs analogues à ceux qui fonctionnent à l'étranger, à Berlin spécialement. Il semble que ce vœu ait rencontré l'assentiment général (2).

Cette question est venue aussi devant le Congrès des hygiénistes allemands à Würzbourg, en mai 1893. Le rapporteur, docteur Lydtin (3), semble réserver son jugement définitif à l'égard des essais de stérilisation des viandes

1. Altérations et falsifications des aliments (*Revue internat. des falsifications alimentaires*, VI. p. 167).

2. Voy. DROUINEAU (G). Analyse de GALTIER : Danger des viande d'animaux tuberculeux (*Revue d'Hygiène*, XV. p. 917, 1893).

3. Die Verwendung des wegen seines Aussehens oder in gesundheitlicher Hinsicht zu beanstandenden Fleisches, einschliesslich der Cadaver kranker, getödteter oder gefallener Thiere (*Deutsche Vierteljahrsschrift für öffentl. Gesundheitspflege*, XXVI, p. 113, 1894).

tuberculeuses. Les consommateurs de cette viande redevenue mangeable consultent moins leur goût que la nécessité, dit-il; ce sont des malheureux. Or, les individus de cette classe sont affaiblis et tout prêts pour les maladies infectieuses. Il est facile de prévoir qu'un accident du fonctionnement de la machine, une surveillance insuffisante des opérations de la stérilisation, se traduiraient par des maladies « de masses ».

Aussi, un pareil organisme ne peut-il fonctionner qu'à l'abattoir, sous un contrôle rigoureux et compétent. Il faut exclure du stérilisateur les viandes dont la loi interdit l'usage dans tous les cas et veiller à ce qu'il ne soit pas fait, au dehors, un gain illégitime à l'aide de ces viandes de qualité très inférieure.

Lydtin recommande les appareils (Henneberg) qui cuisent par la vapeur sans envoyer directement sur la viande cette vapeur plus ou moins souillée et odorante.

B. — STÉRILISATION DU LAIT PAR LA CHALEUR

Il ne nous paraîtrait pas logique de parler ici des *laits condensés* avec ou sans addition de sucre, bien que quelques-uns d'entre eux soient obtenus à l'aide de la chaleur, par un procédé plus ou moins rapproché de la méthode Appert, qui, en elle-même, ressemble tant à une stérilisation. En effet, les opérations qui aboutissent aux laits condensés altèrent toute la constitution ou l'état physique du lait. Il faut lui restituer de l'eau quand on veut s'en servir. Ce n'est pas rigoureusement du lait, et ce n'est plus un lait stérilisé, quand on lui a rendu les apparences qui le caractérisaient à l'origine.

Nous envisagerons essentiellement la stérilisation du lait telle qu'il convient de l'exécuter en vue de l'alimentation des enfants et particulièrement dans les cas où le lait de vache est appelé à faire la base de l'allaitement artificiel. Un lait stérilisé dans ce but et remplissant les conditions désirables peut être à destination de pays éloignés des points de sa production et, par conséquent, devenir une conserve. Nous croyons que c'est ce qu'il faut éviter ou, tout au moins, restreindre le plus possible ; mais nous sommes obligé d'admettre cette prévision dans notre étude. De même, il faut prévoir encore que des adultes, dans les circonstances où ils consomment du lait, l'exigeront pur de tout germe dangereux.

Comme pour la viande, la stérilisation du lait se pratique à des températures ne dépassant pas 100 degrés ou au-dessus de 100 degrés.

On fait de la stérilisation du lait depuis longtemps, aussi bien que pour la viande. Il est même assez curieux que Gay-Lussac ait remarqué que le lait, chauffé à plusieurs reprises, à un ou deux jours d'intervalle, se conservait mieux qu'à la suite d'un seul chauffage ; il lui appliquait donc le « chauffage discontinu », qui, à la vérité, n'est absolument pas pratique.

Appert avait pensé à faire des conserves de lait par son procédé, qui est une stérilisation, et Duclaux pense qu'un certain lait qu'on vendait à Paris, il y a quelque vingt-cinq ans, comme provenant de Suisse, enfermé dans des bouteilles closes, n'était autre qu'une conserve Appert.

En Allemagne, Bitter signale, comme se trouvant depuis longtemps dans le commerce, les laits de Scherff, de Nägeli, de Lœflund, qui sont des conserves, obtenues généralement par le chauffage en vase clos à 100 degrés, quelques-unes à 110 degrés souvent entachées du *goût de cuit*, et de la teinte brune que les Allemands attribuent à la caramélisation partielle du sucre de lait, tandis que Duclaux la met au compte d'une atteinte de la caséine. Le « lait de Dahl » a subi le chauffage discontinu entre 70 et 100 degrés.

Il semble que la « pasteurisation » du lait ait été le

premier mode de stérilisation par la chaleur tenté en grand, avec l'intention de satisfaire aux principes nouveaux, à savoir : 1° offrir à tout le monde un lait ne contenant aucun principe infectieux ; 2° assurer aux nourrissons un lait de vache sans propriétés irritantes et inaltéré ; 3° rendre possible le transport du lait des lieux de production surabondante aux points de consommation ; 4° obtenir la stérilisation du lait sans modifier ses aptitudes nutritives ni même ses qualités extérieures.

La chaleur, agent physique, s'est rapidement imposée à l'égard d'un liquide, comme le lait, qui se prête fort mal au traitement par les antiseptiques chimiques. Son rôle est assez différent selon qu'il s'agit des microbes infectieux ou des saprophytes. Les premiers cèdent très généralement à des températures peu élevées, entre 60 et 100 degrés. Il y a lieu de tenir compte de l'observation de Bitter, que les bacilles pathogènes dans le lait sont comme des cultures diluées dans l'eau et, par suite, aussi accessibles qu'il soit possible à l'action désinfectante de la chaleur. Rien ne les protège et ils succombent plutôt que les mêmes bacilles dans les crachats ou les matières fécales. Quant aux saprophytes, Duclaux nous a fait connaître que *Bacterium acidi lactici* (désignation collective) est peu résistant et succombe rapidement au chauffage à 100 degrés ; mais que *Bacillus subtilis*, *Tyrothrix tenuis* (une espèce de la tribu du *Bacillus subtilis*), et beaucoup d'autres espèces qui, sécrétant de la présure. coagulent le lait sans le rendre acide, peuvent supporter sans périr plusieurs heures de chauffage à 100 degrés dans un liquide neutre ou faiblement alcalin comme le lait (1).

Il est regrettable que la plupart des « poisons bactériens », ptomaïnes, toxines, protéïnes, résistent de même à la température de 100 degrés. Le poison du choléra est

1. Duclaux. Sur les procédés de conservation du lait (*Annales de l'Institut Pasteur*, III, p. 30, 1889).

dans ce cas (Wassermann). Comme les microbes infectieux sont pathogènes par intoxication, il peut arriver qu'un lait *stérilisé* reste *toxique*. On ne saurait trop insister sur cette considération, qui n'amoindrit pas précisément la valeur des recommandations faites par tous les hygiénistes avisés, au sujet de la propreté des locaux et des récipients dans lesquels on dépose le lait et de toutes les manipulations dont il est l'objet.

Le lait stérilisé doit avoir conservé son aspect et son goût et ne pas coûter notablement plus cher que le lait ordinaire du commerce.

Il doit pouvoir se conserver assez longtemps pour être transporté d'un pays riche en lait à un groupe humain qui en serait pauvre. Mais, comme l'a dit Soxhlet, il serait absurde de viser à la fabrication d'une conserve.

1° Stérilisation à 100 degrés et au-dessous. — Il existe, de cette stérilisation, des modes fort nombreux : la coction ordinaire du lait; le chauffage prolongé aux environs de 70 degrés ou *pasteurisation*; le chauffage discontinu; le chauffage au bain-marie à 100 degrés; le chauffage à l'étuve dans le courant de vapeur à 100 degrés, etc.

a. — La *coction du lait*, telle qu'elle se fait dans les ménages, est un procédé très ancien, encore très répandu et que nous ne saurions croire absolument mauvais. Quand on ne savait pas qu'il y a, dans le lait, des microbes aussi variés que dangereux, les nourrices au biberon faisaient déjà bouillir, le matin, le lait qui devait fournir aux repas du nourrisson pendant les vingt-quatre heures suivantes. On ne s'en trouvait pas trop mal, pourvu que l'on protégeât contre les poussières le lait refroidi, que l'on employât un biberon facile à nettoyer et qu'on le nettoyât, en effet, souvent. Le procédé a l'avantage de pouvoir s'exécuter avec une simple casserole. Beaucoup de familles, pauvres ou même de condition moyenne, n'ont pas d'autre outillage de stérilisation et n'en auront pas de sitôt. Le lait stérilisé pris chez les industriels coûte nécessairement un peu plus cher que celui du marché. Il serait malheureux que la stérilisation à la casserole fût purement illusoire.

Elle ne l'est pas. Naguère, les hygiénistes recommandaient simplement l'usage du lait cuit. — Il est vrai qu'ils avaient commencé par conseiller le lait cru, tiédi sur la cendre. — Ferd. May (1) en 1883, à la suite de nombreuses expériences, faites sous les yeux de Bollinger, déclarait pouvoir sans crainte conseiller l'usage général du lait cuit, parce que, dans le cas où il serait virulent, sa virulence est détruite par la cuisson. Aufrecht, dont l'autorité avait été invoquée dans le mémoire de May, réservait que la coction ait duré trois minutes, comme cela se passe dans les ménages, pour que le lait cesse de renfermer les agents infectieux de la tuberculose, qui était en question dans le travail précité.

En fait, le lait en ébullition est à une température très voisine de 100 degrés, et il n'est pas douteux que si cette température est maintenue quelque temps, un peu plus longtemps que ne l'exigeait Aufrecht, dix minutes par exemple, le lait ne soit débarrassé de tous les microbes pathogènes qu'il peut renfermer, en même temps que de la plupart de ses saprophytes, à commencer par le bacille lactique. Le tout est que la notion se répande de la nécessité d'une coction de dix minutes et, lorsqu'il s'agit de nourrissons, de l'importance du fractionnement du lait en portions de 150 ou 200 grammes, renfermées en des bouteilles bien bouchées. Cette précaution dispense de l'obligation d'ouvrir plusieurs fois par jour un récipient unique, qui se réensemence à chaque fois.

1. Ueber die Infectiosität der Milch perlsuchtiger Kühe (*Archiv für Hygiène*, I, p. 121, 1883).

Il convient encore de répéter que le lait, au moment où il *monte*, n'est pas à 100 degrés, mais aux environs de 80. Cette température, suffisamment prolongée, serait déjà une garantie suffisante à beaucoup d'égards. Elle n'en sera plus une, si l'on retire du feu définitivement le lait au moment où l'imminence d'un débordement fait présager sa chute sur le fourneau ou le brasier et l'épouvantable odeur de corne brûlée qui en résulte. Il faut, à l'instant de la montée, retirer la casserole sans l'éloigner trop, crever avec une cuiller la membrane de caséine coagulée qui cause cet incommode phénomène, l'écarter vers l'un des bords du vase, puis remettre celui-ci à un feu modéré sur lequel on le fait bouillir effectivement pendant une dizaine de minutes. Il est à notre connaissance que beaucoup de ménagères ne procèdent pas autrement.

Il est à remarquer que, si le lait bout pendant dix minutes, il est déjà entre 90 et 100 degrés une ou deux minutes avant le point d'ébullition; il repasse par les mêmes températures en sens contraire en se refroidissant. On peut donc admettre qu'il a été entre 90 et 100 degrés pendant environ un quart d'heure.

N'est-il pas étonnant que les auteurs qui s'occupent aujourd'hui du lait et de sa stérilisation ne parlent même pas de la coction ordinaire, procédé à la portée de tout le monde, et d'une incontestable efficacité? Exceptons de ce reproche le professeur Soxhlet, inventeur d'un appareil de stérilisation excellent et qui, cependant, au Congrès des hygiénistes allemands à Leipzig, en 1891, insistait sur la garantie qu'offre, contre tout danger d'infection, le lait « cuit à la façon ordinaire » (1). C'est à coup sûr, très suffisant pour les adultes. Nous ne pouvons

1. Soxhlet. Ueber die Anforderungen der Gesundheitspflege an die Beschaffenheit der Milch (*Deutsche Vierteljahrsschrift für öffentliche Gesundheitspflege*, XXIV, p. 8, 1892).

qu'applaudir à ce que l'on fera de mieux pour les nourrissons, à condition que ce soit simple. Mais nous ne saurions blâmer les mères de famille qui, par raison d'économie, gardent l'ancienne pratique, pourvu qu'elles s'en servent avec soin.

Le lait qui a bouilli à l'air a le fumet et le goût de « lait cuit ». C'est inévitable, et c'est une objection dont sont passibles la plupart des procédés de stérilisation. Au moins, les autres propriétés extérieures du lait ne sont-elles pas trop altérées, sauf qu'il a perdu beaucoup d'eau, un quart de son volume, selon Chavane et Lesage.

Un assez grand nombre de saprophytes persistent dans le lait bouilli à la façon ordinaire, puisqu'il en est qui ne disparaissent qu'après 2 ou 5 heures d'ébullition ou après 15 à 30 minutes d'exposition à des températures de 110 à 115 degrés (H. Bitter). Mais, lorsqu'on a recours à la stérilisation dans une casserole, on n'a pas l'intention de faire des conserves, et les microbes inoffensifs qui persistent n'ont pas d'importance. Il va sans dire que le refroidissement rapide et une bonne fermeture rendent service à ce lait comme aux autres.

b. — La *pasteurisation* du lait est une application du procédé conseillé par M. Pasteur à l'égard des vins, en 1868, et dont Rossignol avait imaginé un mode très satisfaisant. On chauffait le vin à 55 degrés. Le degré adopté pour la pasteurisation du lait est celui de 70 degrés, auquel Duclaux et Bitter reconnaissent l'avantage de communiquer très peu au lait le goût de cuit, que quelques-uns incriminent. Si, même, on ne craint pas trop ce goût, on peut pousser le chauffage à 80 degrés, comme l'admet J. van Geuns, et c'est toujours la pasteurisation.

Nous n'avons pas l'intention d'insister beaucoup sur les diverses façons qui ont été tentées d'introduire la méthode dans la grande pratique industrielle. Cependant, on doit une mention aux auteurs qui ont réalisé ces tentatives ou étudié les services que la méthode peut rendre.

Il semble que ce soit en Allemagne qu'on ait eu d'abord l'idée d'exploiter, en faveur du lait, l'idée de Pasteur à l'égard des ferments du vin. Le premier appareil connu est celui de Thiel, de Prems, près Lubeck (1884). Cet appareil consiste essentiellement en un cylindre de métal à doubles parois; l'intervalle entre les deux parois est rempli d'eau maintenue à 80-90 degrés, par un courant de vapeur; la paroi interne, en fer-blanc ou en cuivre ondulé, reçoit à sa surface, en couche mince, le lait, qui arrive ainsi rapidement à la partie inférieure de l'appareil, à la température de 75 à 85 degrés. De là, le lait passe sur une autre surface ondulée, qui est la paroi externe d'un cylindre rempli de glace; il s'y refroidit à 10 ou 12 degrés.

Il y a eu d'autres appareils à pasteurisation du lait; mais il importe de citer celui de Thiel, qui a servi aux recherches de Fleischmann, de van Geuns (1), de Lazarus (2), de Bitter (3), et que Duclaux (4) a eu en vue dans ses critiques.

Du reste, Bitter fait deux classes d'appareils à pasteurisation du lait. La première, dont l'instrument de Thiel est le type, comprend les appareils dans lesquels le lait pénètre en couche mince, par « ruissellement », ce qui permet son échauffement rapide. Le lait ainsi chauffé se collectionne dans un réservoir, d'où il est dirigé vers un « rafraîchisseur », de n'importe quel modèle. L'appareil

---

1. Ueber die Einwirkung des sogenannten « Pasteurisirens » auf die Milch (*Archiv für Hygiene*, III, p. 464, 1885) — Ueber das « Pasteurisen » von Bacterien. Ein Beitrag zur Biologie der Mikroorganismen (*Ibid.*, IX, p. 1889).

2. Die Wirkungsweise der gebräuchlicheren Mittel zur Conservirung der Milch (*Zeitschrift für Hygiene*, VIII, p. 207, 1890).

3. Versuche über das Pasteurisiren der Milch (*Ibid.*, p. 240).

4. *Annales de l'Institut Pasteur*, III, IV, V, 1889-1891.

de Staedler, décrit par J. Rouvier, paraît rentrer dans cette classe.

La deuxième classe est constituée par des appareils où le lait, en volume déterminé, est chauffé dans un récipient assez grand, généralement en cuivre, par un courant de vapeur circulant autour des parois extérieures de ce récipient. Un mécanisme particulier remue le lait pendant tout le temps de la chauffe, jusqu'à ce qu'ayant atteint la température voulue, il passe dans le rafraîchisseur. Bitter range dans cette catégorie les appareils d'Ahlborn, d'Ahrens, de Dierks et Möllmann, celui de Reinsch imité de Rossignol, l'appareil centrifuge à pasteurisation de Lehfeldt et Leutsch. On peut y joindre le « système du professeur Fjord », qui, selon Chavane, fonctionne dans les grandes industries laitières de Paris. Cet appareil consiste en deux réservoirs concentriques; dans le réservoir central circule le lait, dans le réservoir externe la vapeur d'eau. Pour que tout le lait prenne rapidement contact avec la paroi, il y a au centre un agitateur à palettes faisant 150 à 150 tours par minute. La température du lait s'élève en quelques secondes à 70 degrés; celui-ci vient par la partie inférieure s'engager dans un conduit qui l'amène à un refroidisseur à eau courante.

Les uns et les autres de ces appareils ont le *fonctionnement continu*; et c'est ce qui en fait la faiblesse. En effet, dans aucun d'eux, le lait ne reste soumis à la température de pasteurisation un temps assez long pour atteindre à une stérilisation suffisante.

Fleischmann trouvait, en 1884, que le retard apporté par la pasteurisation à la coagulation du lait était de douze à quarante-huit heures, quand les échantillons étaient maintenus à la température de 12 à 14 degrés. Van Geuns constatait, dans son premier mémoire (1885), que le lait pasteurisé entre 75 et 85 degrés devient acide de un à trois jours plus tard, à 10 ou 12 degrés, que le lait ordinaire. Les essais étaient exécutés avec l'appareil de Thiel. On pouvait en conclure que, par les chaleurs de l'été, à 20 ou 25 degrés, le lait pasteurisé ne se conserverait pas plus que l'autre et ne serait pas plus transportable. En fait, l'auteur surprenait de 5 000 à 9 000 germes par centimètre cube dans le lait sortant de l'appareil Thiel. Lazarus en obtenait davantage encore du lait stérilisé par l'appareil de Reinsch, et Bitter en constatait 1 million.

D'autre part, les germes pathogènes ne semblent pas disparaître plus sûrement que les saprophytes. Entre les mains de Lazarus, les spirilles du choléra, singulièrement fragiles, succombaient seules à la pasteurisation à 75 degrés.

Si l'on prolonge la durée de l'action de la température, il en va tout autrement. Lazarus a obtenu une diminution sensible du nombre des germes vivants en ralentissant le passage du lait dans l'appareil de Thiel.

Dans son second mémoire, Van Geuns fait connaître qu'il suffit d'une application de quelques secondes pour tuer :

Les spirilles du choléra à 58 degrés ;
Les spirilles de Finkler et Prior entre 58 et 59 degrés ;
Les bacilles typhiques à 60 degrés ;
Le bacille de la pneumonie (Friedländer) entre 55 et 60 degrés.

Mais comment concilier ces résultats si favorables avec ceux de Lazarus, qui ne tuait pas toujours le bacille typhique à 74 degrés ?

Les bacilles de la tuberculose sont tués à la température de 75 degrés, selon Yersin, mais avec dix minutes d'application. Bitter pense qu'il est légitime d'adopter cette formule pour le lait. Il s'est même convaincu expérimentalement que ces bacilles succombent entre 68 et 69 degrés, si la température est maintenue pendant trente minutes ; procédé qu'il conviendrait d'adopter, parce que, comme Duclaux le reconnaît, le goût de cuit ne commence qu'à 70 degrés.

Au demeurant, il est « vraisemblable », dit le même auteur, que la plupart des saprophytes aussi bien que les microbes pathogènes succomberaient, dans le lait, entre 68 et 75 degrés, si la durée du chauffage dans les appareils de pasteurisation n'était trop courte. C'est ce qui l'a décidé, sur les conseils de Flügge, à faire lui-même construire (par Seidensticker) un appareil à pasteurisation dont le fonctionnement ne fût pas continu. Cet appareil consiste essentiellement en un récipient cylindrique en cuivre étamé, de 50 litres de capacité, contenant un serpentin pour la circulation de la vapeur chaude et fermant exactement à l'aide d'un couvercle en cuivre. On y verse 40 litres du lait à stériliser et, pendant la chauffe, un mécanisme à manivelle permet d'agiter constamment le liquide. Lorsque celui-ci a atteint 74 degrés au fond du récipient, on ferme le robinet d'amenée de la vapeur, pour le rouvrir ensuite faiblement et dans une mesure déterminée une fois pour toutes. Le mince courant de vapeur ainsi introduit suffit à entretenir pendant le temps voulu, trente minutes d'ordinaire, la température que l'on désire. Le lait est ensuite écoulé par un robinet adapté à la partie inférieure du cylindre. L'ensemble de l'appareil est d'un nettoyage facile. L'encroûtement des parois par l'albumine coagulée y est moins rapide que dans tout autre.

Quel que soit l'instrument adopté, il est de toute importance que le lait, au sortir de l'appareil à pasteurisation, soit *rapidement refroidi*. En effet, il est habituellement resté, après l'opération, pas mal de germes vivants, particulièrement de ceux qui coagulent le lait à la façon de la présure ; la pasteurisation, dit Duclaux, leur donnant le pas sur les ferments du sucre qui le coagulent à la façon des acides. Si le liquide est abandonné au refroidissement spontané, qui est lent, les microbes persistants passent un temps notable aux températures douces qui sont les plus favorables à leur développement et pullulent, en effet, au point de rendre la richesse bactérienne du lait plus grande qu'à l'origine.

Le choix du « refroidisseur », dont il existe bien des modèles, n'a pas d'importance, pourvu que l'instrument se prête aisément au nettoyage et à la stérilisation. Bitter en recommande un dans lequel le lait, arrivant en petite quantité, est refroidi par de l'eau froide circulant dans un serpentin que loge une double paroi. Il insiste, en outre, et avec infiniment de raison, pour que les récipients dans lesquels on distribue ensuite le lait en détail soient exactement stérilisés, afin de parer au réensemencement qui ne manquerait pas d'arriver. La stérilisation peut se faire à la vapeur ou à l'eau bouillante.

Dans les conditions que Bitter a précisées, la pasteurisation à 68 degrés pendant trente minutes a complètement anéanti les bacilles typhiques mis en grande quantité dans le lait.

Ce lait garde bien plus longtemps qu'un même lait non pasteurisé la *réaction* neutre ou amphotère. Même quand il commence à se coaguler, il n'a pas la réaction acide (la coagulation est due au ferment lab), et n'en est pas moins gâté.

La pasteurisation à 68 degrés n'en modifie ni l'aspect ni la saveur.

La destruction des saprophytes est « assez complète ». Il est probable qu'il ne persiste que des spores des espèces les plus résistantes.

Dans une atmosphère à 30 degrés, le lait ne se conserve que 6 à 8 heures de plus que du lait pareil non pasteurisé. A 25 degrés, la conservation est d'au moins 10 heures de plus ; à 25 degrés, au moins 20 heures ; à 14 et 15 degrés, 50 à 70 heures de plus que celle du lait brut.

Les recherches de Bitter ont généralement permis de retrouver quelques germes (jusqu'à 30 et 40 degrés) dans le lait aussitôt après la pasteurisation ; 24 heures plus tard, ils se comptent par milliers et même par millions.

A l'estimation de Popp et Becker (1), le lait pasteurisé n'a pas éprouvé de modifications essentielles. Des traces des acides gras bouillant à 70 degrés et d'éthers, se dégagent pendant l'opération, d'où le liquide contracte un léger fumet de suif; et, parfois, à la suite d'inégalités ou d'accidents dans la chauffe, il se produit une caramélisation faible du sucre de lait, ce qui donne au lait le goût de *cuit*.

Les germes sont détruits dans une forte proportion. Selon Popp et Becker, un lait non soumis à l'action de l'appareil centrifuge, qui renfermait 72 954 germes avant la pasteurisation, n'en contient plus que de 1 100 à 1 200 après. Les espèces les plus dangereuses ont disparu, mais non les plus résistantes. Celles-ci sont des saprophytes d'une énergique vitalité, qui, après l'opération, se mettent rapidement à pulluler, d'autant plus qu'ils sont débarrassés de la concurrence des autres espèces. En peu de temps, les 1 100 germes sont redevenus 10 000.

La pasteurisation du lait ne gêne pas la production de la crème ni la fabrication du beurre (Bitter).

Ce n'est, du reste, pas un procédé compliqué ni très coûteux. Le fait qu'il modifie peu ou point le lait est de nature à lui valoir bien des sympathies. Cependant, ce n'est assurément pas une méthode qui puisse entrer dans les habitudes ni l'outillage des familles. Elle est forcée de rester une pratique industrielle et de ne pas sortir des établissements de grande production.

c. — Il est clair que le *chauffage discontinu* peut être

1. Ueber die Verarbeitung erhitzter Milch in Molkereien (*Hygienische Rundschau*, 1893, n° 12, p. 530).

employé avec succès pour la stérilisation du lait. Mais ce procédé de laboratoire est long ; il exige un grand emmagasinement de la marchandise. Nous ne le conseillons pas aux familles. C'est cependant le procédé de la Compagnie *Dahl's pure milk syndicate.*

d. — Le *chauffage au bain-marie*, à l'abri de l'air, dont le principe remonte évidemment à la méthode Appert, est représenté par divers appareils qui, au fond, ne sont que des variantes de l'un d'entre eux, l'appareil Soxhlet.

Le procédé d'Escherich, qui est une de ces variantes, a cependant quelque originalité.

L'auteur emploie « une sorte de marmite en porcelaine dont le couvercle, percé d'un tube à échappement bouché à l'ouate, est fixé à la marmite par une fermeture spéciale. Au fond du récipient se trouve un robinet en laiton par lequel on tire le lait. Pour faire la stérilisation, on le remplit de lait aux deux tiers et on le place, après l'avoir fermé, dans un bain-marie à 100 degrés pendant une demi-heure environ. L'opération terminée, on l'enlève du bain-marie. Le lait est tiré par le robinet au fur et à mesure des besoins ; l'air rentre par le tube supérieur, filtre sur l'ouate qui ne permet pas l'entrée des microorganismes (1). »

On aperçoit aisément les faiblesses de cet appareil. Si l'ouate n'est pas stérilisée, elle enverra des germes dans le lait ; si elle se mouille, ce qu'il est difficile d'éviter, elle ne filtrera plus l'air. D'ailleurs, le robinet d'écoulement se charge de germes, qui cultivent dans la goutte de lait restée à son orifice après la fermeture et infectent au passage le liquide que l'on tirera ensuite du récipient.

C'était aussi le défaut du *Milch-Kochapparat*, proposé par Hesse en 1886.

Le docteur Egli-Sainclair (de Genève) exposait à Paris, en

---

1. CHAVANNE (A.). Du lait stérilisé. Paris, 1893, p. 44.

1889, un appareil dont nous reproduisons la description qu'en a faite, à l'époque, une commission de l'armée.

« Il se compose d'une marmite de fer-blanc munie d'un couvercle, dans laquelle s'emboîte un support en fil de fer étamé pouvant contenir sept bouteilles d'un quart de litre chacune. On les place, remplies et munies d'un biberon en caoutchouc, avec le support, dans la marmite remplie d'eau aux trois quarts. On met celle-ci sur le feu et, quand l'eau a bouilli fortement pendant une demi-heure, on bouche les bouteilles en comprimant les biberons avec des serres. On enlève alors l'appareil et l'on met les bouteilles dans un endroit frais (1) ». Pour alimenter l'enfant, il n'y a qu'à retirer la pince, et l'on a un biberon tout prêt.

Cet appareil ressemble étonnamment à celui que le professeur Soxhlet (de Munich) a fait connaître dès 1886 (2) et dont nous avons personnellement lu la description dans la *Centralblatt für allgemeine Gesundheitspflege* de 1887, due à la plume du docteur F. A. Schmidt (de Bonn), qui paraissait bien être convaincu qu'il s'occupait d'une nouveauté (3).

La communication d'Egli-Sinclair date de janvier 1889 (Voy. Chavane); son appareil était déjà une imitation de celui de Soxhlet.

Le professeur Vallin en propose un autre, qui a le mérite de la simplification. On ferait bouillir du lait frais dans le biberon lui-même, placé tout rempli et tout armé dans un bain-marie quelconque. En le faisant refroidir rapidement avant de le présenter à l'enfant, on aurait

1. Rapport de la Commission chargée de rechercher et d'étudier, à l'Exposition universelle de 1889, les objets, produits, appareils et procédés pouvant intéresser l'armée. Fascicule n° VIII, Paris, 1890, p. 18.

2. *Münchener medic. Wochenschrift.* n°s 15 et 16. 1886.

3. Schmidt (F.-A.). Ueber das Soxhlet'sche Milch-Kochverfahren (*Centralblat für allgemeine Gesundheitspflege*, VI, p. 133, 1887).

toutes les garanties désirables tant à l'égard du biberon qu'à l'égard du lait (1).

Le *procédé Soxhlet* ne consiste pas dans l'emploi de la chaleur pour stériliser le lait à l'abri de l'air, ce qui était connu depuis longtemps; mais dans le *fractionnement* de la quantité mise à stériliser et dans le *mode de bouchage* des récipients, deux conditions qui préviennent également le retour des germes dans le liquide.

Son appareil est constitué par une marmite de fer-blanc (bain-marie), à couvercle, dans laquelle on plonge un porte-bouteilles garni d'un certain nombre de bouteilles d'une contenance de 200 grammes. Celles-ci reçoivent le lait et ne doivent être remplies qu'aux deux tiers. La marmite reçoit de l'eau jusqu'à une hauteur qui ne dépasse pas le milieu de la bouteille renfermant le lait, de sorte que celle-ci est à la fois dans l'eau bouillante et dans la vapeur.

Dans les premiers modèles, les bouteilles étaient fermées au moyen d'un bouchon de caoutchouc rouge perforé; après la chauffe, quand l'air et la vapeur s'étaient échappés, on obturait complètement l'orifice des flacons en introduisant dans le trou du bouchon une tige de verre munie d'un renflement dans son milieu. Cette manœuvre n'était pas absolument facile; elle pouvait arriver un peu trop tard et lorsque des germes étaient déjà rentrés dans le lait.

Aujourd'hui, le bouchage (*Patentverschluss*) se pratique de la façon suivante : « On place sur le goulot des bouteilles un petit disque en caoutchouc de 4 millimètres d'épaisseur, de la dimension exacte de l'ouverture en entonnoir de la bouteille. Pour éviter le déplacement de ce disque pendant que la vapeur et l'air s'échappent, on coiffe la bouteille, surmontée de son disque, d'un petit

____

1. Voy. *Revue d'Hygiène*, XII, p. 83, 1890.

cylindre en métal armé de trois griffes, qui doit se placer sans frottement » (Chavane).

L'eau de la marmite est portée à l'ébullition au moyen d'un foyer quelconque ou d'un fourneau à gaz et y est maintenue pendant quarante minutes. Chavane s'est assuré que la température de 100 degrés est réellement atteinte dans le lait, tant dans la profondeur qu'à la surface, contrairement à l'affirmation de ceux qui prétendaient que la température n'y dépassait pas 80 degrés.

« Dès que les bouteilles sont retirées de l'eau, la vapeur dégagée par le lait, qui s'est substitué à l'air contenu dans le tiers supérieur du flacon, se condense par refroidissement, et la pression atmosphérique fixe le disque sur la bouteille en le déprimant à son centre. Cette dépression est arrivée à son maximum au moment du refroidissement du lait. La bouteille est soigneusement rodée sur son bord ; le goulot est en entonnoir. Le disque est d'autant plus fortement appliqué que l'air est mieux chassé, le vide mieux fait. »

Environ dix minutes après la sortie des flacons, alors que les disques se sont un peu rétrécis, on peut enlever les garnitures préservatrices. Toutefois, il est plus sûr d'attendre le refroidissement complet, en vue d'éviter l'accident qu'indique Chavane, à savoir que le disque, glissant à frottement contre les parois du cylindre, suive celui-ci au moment où on l'enlève.

Lorsqu'on veut donner à boire à l'enfant, on chauffe une bouteille dans l'eau à peu près à la température du corps humain ; on soulève le bord de la rondelle de caoutchouc, l'air entre et l'on substitue à la rondelle une tétine de caoutchouc. On ne doit plus employer le lait que l'enfant aurait laissé dans une bouteille débouchée.

Vinay (de Lyon), en adoptant le fractionnement du lait. propose de fermer les bouteilles avec un tampon d'ouate, qu'on enlève pour y substituer un bout de sein en caoutchouc. Nous avons dit que ce mode de fermeture n'est pas désirable.

D'autres, comme Israël, emploient le tube en U renversé, dont une branche plonge dans le bouchon perforé de la bouteille, l'autre restant dehors. En vertu de leur densité. les poussières de l'air tombent et ne pénètrent point dans ce tube.

Quelques-uns ont recours aux bouchons en émail doublés d'une rondelle de caoutchouc, en usage dans la brasserie. Ces bouchons sont maintenus à pression par un levier en fer fixé sous la bague de la bouteille.

Pour supprimer l'emploi des bouteilles rodées, assez coûteuses, Budin a fait construire de petits capuchons en caoutchouc, qui peuvent coiffer n'importe quel flacon. La partie inférieure du capuchon est en bourrelet et fait ressort sous la bague de la bouteille. Pendant la chauffe, la partie supérieure du capuchon s'élève et dégage un trou situé sur les parties latérales de cette coiffe, par où l'air et la vapeur s'échappent. Dans le refroidissement, ce trou redescend et s'applique contre la bague du flacon.

Il est encore d'autres procédés de bouchage, dont un assez compliqué, de Higuette et Ch. Timpe, de Magdebourg (Chavane). Malgré l'importance capitale de fermeture dans la stérilisation du lait en flacons, nous pensons qu'il n'est plus de notre ressort d'exposer ces modes d'obturation, surtout s'ils sont compliqués.

Le lait n'est pas absolument stérilisé, au sortir de l'appareil de Soxhlet, puisque les spores de divers saprophytes y ont résisté à la température de 100 degrés. Mais il suffit parfaitement au but que l'on s'était proposé, qui n'était pas d'en faire une conserve. On prétendait seulement fournir, au jour le jour, aux nourrissons un aliment inaltéré et inoffensif. L'appareil de Soxhlet est donc essentiellement un ustensile de ménage, qui ne saurait fonctionner que pour une famille et pour un jour. Il n'entrera jamais dans l'outillage d'une usine à conserves de lait.

Malheureusement, quoique le prix n'en soit pas élevé (25 francs environ), les familles pauvres reculeront encore bien souvent devant le surcroît de dépense que nécessiteraient son achat et le supplément de combustible que son usage entraîne.

En Saxe, d'après le rapport sanitaire administratif de Günther pour 1891, l'appareil de Soxhlet se répand de plus en plus, mais dans les familles *aisées*.

Le docteur Schmidt avait déjà constaté au début que le lait stérilisé par l'appareil Soxhlet peut se conserver plusieurs semaines. Vinay a reconnu que cette conservation peut aller à deux mois, bien que signalant, parmi les spores qui persistent après le chauffage, celles du bacille blanc de Löffler, du *Bacillus mesentericus* de Flügge, du bacille de la fermentation butyrique et du *Bacillus subtilis*.

Il résulte des recherches de Sior que le nombre des germes capables de se développer est moins élevé dans le lait traité par le procédé Soxhlet que dans celui qui a subi la cuisson selon la mode vulgaire. C'est probablement une question de durée des opérations. Aucune ménagère ne laisse bouillir le lait dans la casserole pendant trente minutes; l'évaporation en diminuerait trop le volume.

Le lait ainsi stérilisé est aussi peu modifié que possible. Il n'a pas changé d'aspect ni de saveur.

On ne prétend pas supprimer les toxines.

Malgré ses aptitudes à la conservation, nous croyons, avec Chavane, que le lait sortant de l'appareil Soxhlet ne doit constituer que la provision faite *chaque jour* pour l'enfant.

Si le chauffage au bain-marie avec fractionnement du liquide ne peut entrer dans les pratiques industrielles et dans la préparation du lait destiné à être vendu, rien n'empêche qu'il se vulgarise dans les maternités, dans les

crèches, partout où l'assistance publique ou privée prend
la forme de secours aux enfants en bas-âge. Budin et
Chavane, à la Charité (Paris), ont fait une remarquable
application de ce principe (1). L'appareil employé d'abord
a été celui de Soxhlet; aujourd'hui, l'on se sert d'un
appareil construit par M. Gentile et qui, dérivé du
Soxhlet, « en présente tous les avantages sans en avoir
les inconvénients. » Le mode d'obturation des bouteilles
parait plus simple et plus sûr. Les obturateurs « sont de
simples disques en caoutchouc rouge, munis sur leur face
inférieure d'un appendice central qui a la forme d'un
clou, ou mieux d'une pyramide rectangulaire. Le goulot
de chaque bouteille offre une surface assez large et bien
régulièrement rodée à l'émeri; c'est sur cette surface que
s'applique l'obturateur. » Après la stérilisation, il est maintenu en place par une armature métallique légère.

Les premières observations des auteurs, relatives à
l'usage du lait stérilisé, pour compléter l'allaitement
maternel insuffisant, ne portaient que sur des nouveau-
nés qui étaient restés dix à douze jours, par exception
vingt jours, à la Charité. De nouvelles recherches ont été
faites à la faveur d'une consultation hebdomadaire à
laquelle les femmes apportent leur enfant. Quand le lait
stérilisé est prescrit, la mère l'envoie chercher chaque
matin à l'hôpital. Dans quelques cas, la femme n'ayant
pas de lait du tout, son enfant ne boit que du lait stérilisé. Ou bien encore, l'enfant a un bec-de-lièvre compliqué et ne peut prendre le sein, ou est suspect de
syphilis et l'on n'ose le donner à une nourrice.

Très régulièrement, l'allaitement artificiel ou mixte

1. BUDIN (P.) et CHAVANE (A.). Note sur l'allaitement des nouveau-
nés et sur le lait stérilisé. — De l'emploi pour les nourrissons du
lait stérilisé à 100 degrés au bain-marie. Allaitement mixte. Allaitement artificiel (*Bulletin de l'Acad. de Médecine*, 29 juillet 1892 et
25 juillet 1893).

avec le lait de vache, *pur*, stérilisé, a été suivi d'un développement du nourrisson égal ou supérieur aux moyennes connues (courbes de Bouchaud et de Sutils).

D'ailleurs, toutes les fois que le lait est revenu au sein maternel, l'enfant lui a été rendu et le lait stérilisé supprimé.

La mention qui vient d'être faite de la pratique adoptée par Budin, de donner le lait de vache stérilisé *pur* nous conduit à celle-ci : que si l'on croit devoir, pour les très jeunes nourrissons, couper le lait avec de l'eau, de l'eau de gruau ou une autre, le mieux est, lorsqu'on se sert du procédé Soxhlet, de faire le mélange avant la stérilisation et, par suite, de stériliser du même coup le lait et le liquide de coupage. Il serait, en effet, un peu long de stériliser à part l'eau et le lait, et il serait contraire au principe de la méthode de laisser une bouteille débouchée un certain temps, en vue d'y opérer le mélange.

e. — Toutes les étuves à vapeur sans pression, c'est-à-dire *à courant de vapeur*, peuvent servir à stériliser le lait à 100 degrés ou à un degré très voisin, pourvu que la durée d'application de cette température soit suffisamment prolongée.

Grub, à Berlin, utilise pour la stérilisation du lait une étuve à désinfection de Rietschel et Henneberg. Jeffres, en Amérique, a construit, sur le principe de la marmite à vapeur de R. Koch, un appareil dans lequel il obtient la stérilisation du lait par un séjour de quinze minutes répété deux fois.

Escherich a proposé un appareil du même genre. Grünwald fait la stérilisation du lait d'enfant en grand, au moyen d'un appareil dans lequel des bouteilles d'un demi à 1 litre, en rangs superposés, sont exposées au courant de vapeur (Petri et Maassen).

Le docteur Hesse (de Dresde), a imaginé, en 1888, un

stérilisateur de lait qui n'est qu'une étuve à vapeur sans pression (1), adaptée à ce but spécial.

Cet appareil consiste en une marmite de fer de 225 millimètres de diamètre, de la contenance de 12 litres, et en un certain nombre de rehausses en tôle, de 24 centimètres de large et 50 centimètres de hauteur, munies d'une grille et entourées de feutre. Ces rehausses et leur grille servent à recevoir les bouteilles à stériliser; on en superpose un nombre variable selon les besoins. Un chapeau en tôle, percé d'un trou à son centre pour l'échappement de la vapeur, complète cet organisme. Le bord supérieur de la marmite et celui des rehausses portent une rainure large d'un centimètre, où s'enclave le bord inférieur de la pièce superposée et qui permet de réaliser une occlusion hydraulique entre les deux. La lèvre interne de cette rainure est moins élevée que l'externe; à la faveur de ce détail de construction, l'eau de condensation qui se dépose dans la rainure retourne naturellement à la marmite. Le niveau de l'eau dans celle-ci est maintenu constant par un mécanisme automatique. On chauffe au gaz. Les récipients du lait sont introduits fermés.

Pour éviter le bris des bouteilles, il faut ne les remplir qu'aux quatre cinquièmes et chauffer lentement; ou encore chauffer jusqu'à un certain degré le lait et les bouteilles avant de les introduire dans l'étuve; à moins qu'on ne remplace les récipients en verre par des flacons de grès, plus résistants. Du reste, il convient de placer les bouteilles et les flacons dans une capsule de tôle, en prévision de leur éclatement.

En pratique, la température du contenu du récipient

---

1. Hesse (W.). Ueber die Sterilisirung von Kindermilch (*Zeitschrift für Hygiene*, IX, p. 360, 1890). — Du même. Ueber Milchsterilisirung im Grossbetriebe (*Zeitschrift f. Infectionskrankheiten*, XIII, p. 42, 1893).

n'atteint celle de l'eau bouillante qu'après un temps variable de une heure à trois heures.

Les expériences de W. Hesse ont prouvé que les bacilles de la terre de jardin et de la pelure de pommes de terre ne sont pas sûrement anéantis dans le lait par son procédé après sept heures passées dans le courant de vapeur. Mais la terre de jardin et la pelure de pommes de terre, dans le cas actuel, n'étaient dans le lait que parce que l'expérimentateur les y avait introduites lui-même. D'ordinaire, le lait est exempt de pareilles souillures, à condition que l'étable soit très propre, que la traite comporte le lavage préalable du pis des vaches et des mains de ceux qui les trayent et que les manipulations de la laiterie soient très scrupuleuses.

Un tel lait, dit l'auteur précité, se montre stérilisé au sortir de l'appareil, possédant le parfum et le goût du lait qui a cuit longtemps à l'air et n'ayant pas la saveur de caoutchouc. La couche de crème qui se forme à la surface, après un long repos, peut en être séparée par agitation. Sous le microscope, le lait ne présente aucune modification; la plus grande partie de son albumine est devenue insoluble; sa caséine, par l'addition de lab, ne se coagule plus en masses volumineuses, mais en fins flocons comme celle du lait de femme. Ce lait est bien accepté des nourrissons de tout âge et bien supporté; les enfants qui le consomment prospèrent, s'il est d'ailleurs de provenance irréprochable.

La maison Pfund frères, à Dresde, a fait sien le procédé de Hesse et l'applique dans des conditions louables. Le lait qu'elle manipule provient de deux domaines où des vaches de races renommées sont nourries à sec pour rendre invariable la constitution du lait. Dans l'un et l'autre, on pourvoit à la salubrité des étables, à la propreté des vaches, des récipients, des mains des garçons chargés de la traite. Aussitôt trait, le lait est refroidi à

10 ou 12 degrés et mis rapidement en route de façon à n'avoir pas plus de 15 degrés en arrivant à la laiterie. Là, on le débarrasse encore de ses impuretés dans un appareil centrifuge, après quoi, il est chauffé à 65 degrés et versé dans un récipient collecteur.

On puise dans ce récipient, en remuant à plusieurs reprises, pour remplir des bouteilles d'un tiers de litre, à fermeture brevetée, bien lavées et stérilisées à la vapeur. Ces bouteilles sont fermées rapidement et portées dans l'étuve, chauffée à l'avance et alimentée par une chaudière à vapeur. Quand le contenu a atteint 100 degrés, ce qui arrive en moins de dix minutes, on laisse encore les bouteilles dans le courant de vapeur pendant une heure trois quarts. La stérilisation terminée, les bouteilles sont retirées et mises à refroidir sur des tables grillées. Il importe que le refroidissement soit rapide pour éviter le brunissement du lait.

Le modèle adopté pour l'appareil de stérilisation est une armoire en fer de 1 mètre de profondeur, 1 mètre de largeur et 2 m. 3 de hauteur, protégée contre la perte de chaleur par rayonnement et compartimentée à l'aide de grillages. On y introduit à la fois vingt-cinq bouteilles enchâssées dans des paniers en bois. La vapeur y pénètre de bas en haut; l'eau de condensation et la vapeur en excès s'échappent par le fond. La porte, en fer, possède une fermeture solide et commode.

Au témoignage du docteur R. Günther (1), l'installation des frères Pfund peut passer pour un modèle et obtient les meilleurs résultats. Il en est sorti, en 1891, 70 458 litres de lait stérilisé, et son débit s'accroît de jour en jour.

Les produits de cette usine, assure M. W. Hesse, ont résisté à toutes les épreuves. On a pu les transporter en

1. *Dreiundzwanzigster Jahresbericht des Landes-Medicinal-Collegiums über das Medicinalwesen im Königreiche Sachsen auf das Jahr* 1891. Leipzig, 1892.

tous pays, sous tous les climats, même les plus chauds, sans observer d'altération. Ce qui paraît extraordinaire, puisque, dans les épreuves de contrôle à l'établissement, il y a toujours un certain nombre de bouteilles qui se gâtent, 7 à 8 pour 100 en moyenne. En effet, à chaque opération, l'on prélève trois échantillons de lait préparé, dont deux sont conservés en des endroits distincts, à la température de la couveuse, pendant au moins trois mois, et dont le troisième est conservé un an à la température ordinaire. Il n'est pas nécessaire d'examiner ce lait bactériologiquement, au cours de l'observation ; on voit par transparence si le lait se coagule dans la bouteille, avec séparation de la crème et du sérum.

Hesse fait remarquer que l'on n'attend pas, en général, trois mois pour consommer le lait stérilisé, et qu'on ne l'entretient pas dans une température si élevée que celle de la couveuse.

Toutefois, il y a de grandes inégalités dans le succès, d'une opération à l'autre. Trois bouteilles sur cent se gâtent après deux heures de stérilisation. Peut-être que les inégalités dans le fonctionnement disparaitront à mesure que l'on sera plus familiarisé avec cette pratique. Mais il est impossible de chauffer au delà de deux heures sans risquer d'altérer notablement le goût et les propriétés du lait.

D'autre part, chauffer au delà de 100 degrés, c'est aller au-devant du brunissement du lait et de divers autres inconvénients dont il va être question.

La stérilisation à l'étuve à 100 degrés est essentiellement le procédé industriel, le procédé de ceux qui entendent faire de la vente du lait stérilisé une spéculation.

2° Stérilisation au-dessus de 100 degrés. — Le chauffage à 100 degrés, prolongé quelque peu, détruit à coup sûr tous les microbes pathogènes et un grand nombre de saprophytes; mais il n'atteint pas les spores de quelques-uns de ces derniers, dont la persistance compromet la conservation du lait. Hueppe a fait une espèce collective des *Bacillus mesentericus*, *Bacillus liodermos* (variété *B. butyricus*), *Bacillus subtilis*, dont une des caractéristiques est de ne pas succomber à moins de 110 à 120 degrés dans la vapeur sous pression, ou à moins d'une exposition de six heures au courant de vapeur.

Le bacille de la fermentation butyrique et le *bacillus subtilis*, selon Vinay, opèrent la formation du ferment lab. Le bacille butyrique de Hueppe (distinct de *Clostridium butyricum*, de Pasteur, van Tieghem, Prazmowski) peptonise le lait, d'après cet auteur, le rend amer et, en outre, alcalin.

Il est clair que la persistance de ces microbes, dans le lait stérilisé, doit constamment faire craindre de graves altérations de sa part, au réveil des germes, et contrarie au dernier point la préparation du « lait durable » (*Dauermilch*), qui plairait tant à l'industrie, en raison de la possibilité d'avoir de grandes quantités du produit en magasin et d'en faire une marchandise d'exportation.

On a donc essayé la stérilisation absolue du lait par le chauffage dans la vapeur sous pression à 106-110 degrés. Malheureusement, cette opération fait contracter au lait une teinte brune, analogue à celle du café au lait, un fumet de suif et une saveur de caoutchouc.

La teinte brune du lait proviendrait, d'après Droop, Richmond et Bosely, Popp et Becker, de la caramélisation d'une part du sucre de lait. Cependant, l'expertise par la liqueur de Fehling montre que la proportion de sucre n'a pas diminué par la stérilisation. Duclaux pense que cette coloration anormale est sous la dépendance d'une modification de la caséine.

L'odeur de suif et la saveur de caoutchouc proviennent de la mise en liberté des acides gras dont le point d'ébullition est au-dessous de 100 degrés.

Il a fallu renoncer à atteindre à des températures qui détruisent jusqu'au *Bacillus subtilis* et réalisent une asepsie radicale du lait. Mais l'on n'a pas moins cherché à dépasser un peu la température de 100 degrés, pour être plus sûr de l'avoir obtenue. Popp et Becker, à Francfort-sur-le-Mein, stérilisent à 101-102 degrés au moyen d'une légère surpression de la vapeur (1).

Le professeur C. Fraenkel (de Marbourg), qui nous fait connaître cette méthode, et qui est d'ailleurs un partisan déclaré de la stérilisation du lait, insiste particulièrement sur un mode de fermeture des bouteilles, de l'invention de Popp et Becker, et qui permet une fermeture hermétique, solide, compatible avec le transport du contenu aux plus grandes distances. Cette fermeture consiste en un bouchon de caoutchouc, percé d'un canal central sur lequel vient s'ouvrir un autre canal partant de la circonférence extérieure du bouchon, un peu au-dessus du milieu de sa hauteur. Le bouchon de caoutchouc est solidement fixé dans le goulot de la bouteille. Dans son canal central s'introduit un bouchon de verre en forme de clou, creusé sur le côté d'une cannelure qui, lorsqu'elle est tournée vers le canal horizontal du bouchon de caoutchouc, établit la communication de l'intérieur de la bouteille avec l'air extérieur, et la ferme lorsque la tige de verre est tournée en sens contraire. La tête du clou de verre est aplatie latéralement pour pouvoir s'engager dans une pièce transversale, mobile à ses extrémités.

Les bouteilles, remplies et munies de leurs bouchons, sont disposées et convenablement maintenues sur deux rangs, dans l'intérieur d'une caisse de tôle galvanisée,

<hr>

1. FRAENKEL (C.). Ein neues Verfahren der Milchsterilisirung (*Hygienische Rundschau*, 1893, n° 14).

divisée en deux dans sa longueur par une cloison médiane. C'est cette caisse qui est portée à l'étuve.

Par le jeu d'un parallélogramme, mobile de l'extérieur, et de tiges longitudinales et transversales articulées, qui prennent la tête des bouchons de verre, on peut d'un seul coup ouvrir ou fermer toutes les bouteilles, selon que le parallélogramme s'allonge ou se raccourcit.

L'étuve fonctionne à peu près comme celle de Rohrbeck. La vapeur y pénètre de haut en bas, par un tuyau criblé de trous. Au fond de l'appareil se trouvent une soupape de sûreté et un thermomètre dont la tige est à l'extérieur. Quand les bouteilles ont passé trois quarts d'heure à l'étuve, on ouvre la soupape. Il se fait une dépression; le liquide monte vivement dans les bouteilles et en chasse les dernières traces d'air ou d'autres gaz. La pression se rétablit, l'action de la vapeur est maintenue pendant le temps voulu; puis, l'on fait jouer le parallélogramme; la tête du bouchon de verre tourne de façon à mettre la cannelure de la tige à l'opposé du canal transversal; la bouteille est bouchée.

Si, pour quelque raison, l'on veut faire la stérilisation en deux temps, rien n'est plus facile que de rouvrir les bouteilles sans les sortir de l'étuve, en faisant jouer le mécanisme en sens inverse.

En somme, cette fermeture est hermétique, se prête à merveille aux nettoyages, épargne les manipulations qui, dans les autres modes de bouchage, exposent tant au bris des flacons; enfin, et par-dessus tout, elle permet d'ouvrir et de fermer les récipients du lait dans une atmosphère stérile.

Au témoignage de Fraenkel, les microbes les plus résistants, les bacilles du charbon, les spores du bacille du foin, etc., dont on avait infecté des échantillons de lait, ont été constamment tués par la stérilisation à la vapeur selon le procédé Popp et Becker. Des bouteilles de lait stérilisé de cette façon ont fait le voyage de Chicago et retour et, en rentrant à Francfort, étaient encore pures de germes. L'efficacité de l'appareil est certaine, pourvu qu'il soit manié intelligemment.

Le goût du lait ainsi traité ne diffère pas de celui qui a été stérilisé par un autre procédé. Et même, Fraenkel émet cette supposition hardie, que des adversaires de la stérilisation pourraient ne pas le distinguer du lait cru. Il est vrai que son affirmation relative à la destruction des micro-organismes *les plus résistants* par une tempéra- rature de 101 à 102 degrés, fût-elle prolongée, est aussi quelque peu étonnante.

L'appareil de Iliguette et Timpe, décrit par Chavane, obtient la température de 102 degrés en obligeant la vapeur qui chauffe les bouteilles à s'échapper par un long tube de caoutchouc plongeant dans un seau d'eau par son extrémité libre et renfermant une colonne d'eau.

On trouve dans un travail de Petri et Maassen, de l'*Office sanitaire* allemand, la description, avec figure, de l'appareil Neuhauss, Gronwald et Oehlmann, signalé par Bitter, qui ne semble pas l'encourager. Ce travail lui est plutôt favorable (1). En voici un aperçu.

C'est une caisse métallique, ayant à peu près la forme d'un cube, dont la paroi supérieure, mobile, sert de couvercle. Les parois sont faites de lames de cuivre étamées, doubles, enfermant une couche isolante. La partie inférieure, où se placent les bouteilles, est fixe. La partie supérieure peut être levée ou abaissée et se fixer hermétiquement, à l'aide d'une manœuvre très simple, sur la partie inférieure. Deux tuyaux de vapeur percent le fond de la caisse; l'un va s'ouvrir sous le couvercle, l'autre

1. Petri (R.-J.) und Maassen (Albert). Ueber die Herstellung von Dauermilch, unter Anlehnung an Versuche mit einem bestimmten, neueren Verfahren (*Arbeiten aus dem kaiserlichen Gesundheits- amte*, VII, 1, p. 131, 1891).

débouche au ras de la paroi inférieure. Un troisième tuyau partant du fond sert à évacuer l'air, la vapeur en excès et l'eau de condensation. Un thermomètre est placé à l'orifice de sortie. Dans le milieu de la paroi supérieure est adaptée une soupape de sûreté dont le levier peut recevoir des poids correspondant à différentes pressions. Le compartiment inférieur est muni de supports pour recevoir les bouteilles, qui peuvent aller au chiffre de deux cent quarante de la contenance de un tiers de litre chacune. Ces bouteilles ferment au moyen du bouchon de porcelaine garni de caoutchouc, dont il a été question plus haut, et qu'un arc en fil de fer, assez fort, en deux parties, dont une mobile, maintient sur le goulot. Un mécanisme ingénieux permet, par le jeu d'une manivelle, d'ouvrir ou de fermer à volonté ces bouteilles du dehors, en relevant ou en abaissant les arcs de fil de fer, qui, dans ce dernier cas, se logent entre les supports. Un thermomètre, perçant le couvercle, plonge par sa cuvette dans le lait d'une bouteille, décapitée à cet effet. On se rend compte ainsi de la température à laquelle atteint le contenu.

Tout générateur peut fournir la vapeur, pourvu qu'elle soit propre et sans odeur, à une tension de 2 à 4 atmosphères.

Le chauffage se fait en deux fois. Une *préstérilisation*, accomplie à un peu moins de 100 degrés, dans une étuve distincte, en bois doublé de fer-blanc, précède la *stérilisation principale*, qui a lieu à 102 degrés. La première dure 30 minutes, après quoi on laisse le lait se refroidir lentement dans l'étuve ouverte, dans le but de provoquer la fructification des germes résistants qui auraient pu échapper. La stérilisation principale les surprend en pleine activité végétative et les tue. Au besoin, l'on fait deux préstérilisations. A vrai dire, personne ne s'est assuré que cette fructification des germes, entre deux opérations, s'accomplissait réellement comme les inventeurs l'ont supposé. Petri et Maassen l'ont remarqué et semblent trouver qu'il y a beaucoup de temps dépensé à des opérations dont l'utilité est problématique. A notre avis, si l'éclosion de spores survivantes et la multiplication des germes se produisent dans ces conditions, il est fâcheux de les avoir provoquées. Cette invasion de bactéries naissantes ne peut pas être favorable au lait. Il est inutile de rendre celui-ci malade pour se donner la satisfaction de le guérir. D'autant plus que la guérison laisse toujours l'arrière-pensée que les bactéries disparues peuvent avoir laissé des poisons.

Le bouchage des bouteilles a lieu pendant la stérilisation principale, mais après qu'on a laissé un moment le lait bouillir dans les flacons ouverts, afin d'en chasser l'air et une partie de la vapeur d'eau. Les bouteilles étant bouchées, sorties de l'étuve et refroidies, on peut s'assurer que le vide est complet dans la partie non occupée par du lait, en faisant « l'épreuve du *marteau d'eau* ». Cette épreuve consiste, après avoir retourné la bouteille, à imprimer au liquide une secousse brusque; celui-ci vient frapper les parois du vase en produisant un éclat sec (*Knallphänomen*). Cette épreuve peut servir ultérieurement à reconnaître s'il s'est produit dans le lait des gaz de décomposition. Le contraire ne signifie pas, toutefois, qu'il soit bon.

Pour obtenir 102 degrés dans le stérilisateur, il suffit au moment où la température atteint 100 degrés, d'ouvrir le robinet du tuyau de vapeur du fond, tandis qu'on ferme celui du tuyau qui s'élève jusqu'au couvercle aussi bien que la soupape d'évacuation. La soupape de sûreté est réglée pour que les 102 degrés ne soient pas dépassés. Il s'en échappe toujours un peu de vapeur. A l'aide d'un cordon qui s'y rattache, un ouvrier l'ouvre plus largement, au moment où la température atteint 102 degrés, ce qui arrive au bout de vingt-cinq minutes. Le thermomètre baisse. On laisse l'ébullition à flacons débouchés s'accomplir. La soupape se referme par l'abandon du cordon. On tourne lentement la manivelle pour boucher définitivement. Le lait admis à la stérilisation par l'usine Neuhauss-Gronwald doit être très propre, avoir été tenu frais et est entouré d'une infinité de soins d'asepsie, absolument rationnels, mais qui dispenseraient presque de la stérilisation. Le local, les appareils, les récipients, les ouvriers sont l'objet de précautions non moins minutieuses et non moins utiles.

Les recherches de Petri et Maassen ont montré que la méthode Neuhauss-Gronwald-Oehlmann peut donner du lait qui se conserve des semaines et des mois à la température ordinaire; ce lait s'est montré souvent pur de germes, mais plus souvent il renfermait encore, en quantité modérée, des germes capables de réviviscence, du groupe des bacilles du foin et des bacilles de la pomme de terre. Ces germes n'entraînaient pas la décomposition du lait, mais ils sont une raison pour ne pas faire durer sa conservation une longue suite de mois. A la température de l'étuve, le lait s'est altéré souvent.

Les germes pathogènes ont toujours succombé aux épreuves entreprises avec l'appareil ci-dessus décrit.

Le lait ainsi stérilisé a un léger *goût de cuit*, mais conserve une saveur agréable.

Les produits de la maison Neuhauss-Gronwald-Oehlmann ont paru à Max Bleisch (1) ne pas se maintenir d'une façon suffisante. Il a eu entre les mains six bouteilles de cette provenance dont le contenu avait pris une transparence anormale et une coloration légèrement jaunâtre; en outre, le lait était affecté d'une saveur amère intense.

1. Ueber bittere Milch und die Sterilisirung der Milch durch Erhitzen unter Luftabschluss (*Zeitschrift für Hygiene und Infectionskrankheiten*, XIII, 1, 1893).

Il isola même, du contenu des bouteilles avariées, un microbe qu'il rattache à l'espèce collective *bacille butyrique*, de Hueppe. D'ailleurs, une expérience de cet auteur montre que la privation d'oxygène aide à la stérilisation. Les expérimentateurs de l'Office sanitaire estiment qu'il n'y a pas lieu d'opérer à une température supérieure à 102 degrés; sans quoi, les propriétés physiques et chimiques du lait seraient compromises.

Nous partageons cet avis et n'examinerons pas le procédé de P. Jensen, où le lait est chauffé en vase clos à 150 degrés, non plus que celui de Hochsinger, signalé, mais non recommandé, par Bitter, et qui consiste dans le chauffage du lait à 120 degrés pendant quarante minutes dans la marmite à vapeur.

Diffusion de la pratique de la stérilisation. — La stérilisation chez les particuliers est, malheureusement, encore peu répandue, à part ce que nous avons dit plus haut de la Saxe et à part la stérilisation suivant le vieux mode de la casserole, qu'on n'applique, du reste, à peu près que sans le savoir et, par suite, sans précautions. C'est un peu la faute des éducateurs du peuple et des médecins.

La stérilisation en grand, que l'on pourrait appeler *centrale* et commerciale, parce qu'elle a lieu à l'établissement de production ou de collectionnement du lait, cette stérilisation est déjà très répandue en tous pays.

En Allemagne, à l'occasion du choléra de 1892, la métairie Bolle, près Berlin, se déclara prête à fournir, stérilisés, les 60 000 litres nécessaires à la consommation journalière de Berlin (1). Martiny (2) demande que le

---

1. Schuppan. Die Bakteriologie in ihrer Beziehung zur Milchwirthschaft (*Centralblatt für Bakteriol.*, XIII, n° 16).

2. Das Verarbeiten erhitzter Milch (*Zeitschrift für Fleisch- und Milch-Hygiene*, III, 9).

chauffage du lait soit rendu *obligatoire* chez tous les producteurs et que ce chauffage ait lieu à la laiterie de collectionnement. Toutefois, un chauffage à 70-75 degrés lui semble suffire, pourvu qu'il soit suivi d'un refroidissement rapide. Le lait ainsi traité n'est pas réfractaire à la coagulation; il n'y a qu'à l'additionner d'un peu de lait aigri ou du liquide qui surnage au-dessus de la choucroute. De même, il se prête très bien à la fabrication du beurre. Il n'en est pas ainsi pour la fabrication du fromage; mais la stérilisation n'est pas nécessaire vis-à-vis du fromage, au moins des fromages fermentés, chez lesquels la fermentation même détruit les microbes pathogènes.

D'après Pauly, la ville de Posen est alimentée de lait stérilisé, dans de très bonnes conditions, par une laiterie située à 15 kilomètres de la ville et à 2 kilom..5 de la station du chemin de fer. Le lait est stérilisé dans des bouteilles portant la fermeture brevetée de Soxhlet, qui passent cinquante minutes dans un appareil à vapeur, à la température de 104 degrés (1). Ce produit n'est pas vendu à des prix excessifs : 5 pfennigs la bouteille de 100 grammes, 6 pfennigs celle de 200 grammes, soit 0 fr. 575 le litre. Tel est aussi le prix du lait Neuhauss-Gronwald-Oehlmann (Berlin).

En France, « on trouve actuellement, à Paris et dans les grandes villes, du *lait stérilisé*, fabriqué en grand dans des usines et qui donne pour l'alimentation des enfants d'excellents résultats et rend les plus grands services, » si nous en croyons les deux rédacteurs, particulièrement compétents, de l'HYGIÈNE HOSPITALIÈRE, dans l'Encyclopédie de J. Rochard (2).

---

1. Pauly. Zur Beschaffung sterilisirter Milch nach Soxhlet (*Deutsche medic. Wochenschrift*, 1893, n° 18).

2. Napias (H.) et Martin (A.-J.). Hygiène hospitalière *in* Encyclopédie d'Hygiène et de Médecine publiques, de J. Rochard. T. V, p. 264, 1892.

A l'*Exposition d'hygiène* de Dijon, en 1893, on a pu voir les laits stérilisés des laiteries de Montigny, de Mamirol et de Najel.

Nous savons de bonne source que la *Compagnie générale des laits purs*, fondée à Neufchâtel (Seine-Inférieure) et dont il a été question dans un rapport officiel sur l'Exposition de 1889 (1), existe toujours et se maintient dans de bonnes conditions. Ses procédés de stérilisation sont tenus secrets.

Les auteurs du même rapport font l'éloge des laits de la maison Allcard, de Paris, obtenus par la pasteurisation et dont un échantillon, mis en boîte plus de dix-huit mois auparavant, pouvait encore fournir de la crème dont on aurait fait du beurre. Ce lait, un peu coûteux (0 fr., 60 la boîte d'un kilogramme), a rendu des services au Tonkin et en d'autres colonies.

APPRÉCIATION. — Nous avons, à l'occasion de chacun des procédés de stérilisation du lait, cherché à préciser les avantages et les faiblesses des uns et des autres. Il convient, sans doute, d'examiner en fin d'article la valeur de la stérilisation en général et les inconvénients qui peuvent en découler. Ce nous sera une occasion de dire les procédés auxquels nous pensons pouvoir donner la préférence.

1. Les développements dans lesquels nous sommes entré ont nettement fait ressortir les *services* que l'on peut attendre de la stérilisation :

Elle supprime tous les germes pathogènes ;

Elle anéantit la plupart des saprophytes, en commençant par ceux qui rendent le lait acide.

Elle est probablement sans action sur les poisons bactériens.

---

1. MINISTÈRE DE LA GUERRE. Rapport de la Commission chargée de rechercher et d'étudier. à l'Exposition universelle, etc. Paris, 1890, p. 18.

2. L'altération du lait et sa nocuité par les saprophytes peuvent être prévenues par la propreté aussi bien que par la stérilisation. Ce sera même un des meilleurs services rendus par celle-ci que d'avoir fait imposer aux producteurs de lait, par les industriels de la stérilisation, l'obligation de n'apporter à l'usine que du lait propre et proprement logé.

La présence des germes pathogènes dans le lait peut être prévenue par l'exercice de la police sanitaire des animaux. Le lait tuberculeux peut disparaître par l'application aux étables de l'épreuve de la *tuberculine* et l'interdiction des vaches malades comme bêtes laitières. En fin de compte, la coction ordinaire du lait, qui est à vrai dire une stérilisation, mais très simple, anéantit sûrement les germes pathogènes et dispense de tout appareil spécial.

La stérilisation du lait n'est donc pas absolument ni constamment nécessaire.

3. Cependant, comme la surveillance des étables n'est pas suffisamment organisée partout ; que les vaches malades peuvent être ignorées ou méconnues ; que les mesures de propreté nécessaires à l'égard du lait ne sont pas toujours observées ; comme il y a, d'ailleurs, urgence en ce qui concerne les nourrissons soumis à l'allaitement artificiel, *la stérilisation est très utile;* elle est même *indispensable* dans certains cas.

4. Aucun des procédés de stérilisation praticables ne détruit entièrement les saprophytes du lait. C'est ce qui ressort des recherches d'Emma Strub, de Frendenreich, de Petri et Maassen, et de nombreuses observations citées au cours de ce travail. Il faut donc éviter d'employer la stérilisation à la fabrication de « lait permanent », et se borner à rechercher une conservation de quelques jours. Des circonstances exceptionnelles, comme les besoins des troupes aux colonies et dans toute

expédition lointaine, autorisent la préparation de *conserves* de lait, dût la denrée y avoir perdu de sa valeur. Mais, comme le fait remarquer Soxhlet, il est extraordinaire de fabriquer, en Allemagne ou en France, pour le pays lui-même, des conserves d'une denrée qu'on peut avoir à l'état frais et qui, d'ailleurs, se prête très mal à l'opération, en raison de son volume et des modifications qu'elle subit inévitablement. La crème monte à la longue, dans le lait stérilisé comme dans l'autre, et il faut agiter pour la mélanger de nouveau, assez mal, au reste du liquide.

5. En dehors de son impuissance à rendre le lait absolument pur de germes, la stérilisation imprime à cet aliment des modifications dont il faut tenir compte.

Le moindre des inconvénients qui résulte du chauffage au delà de 70 ou 80 degrés, c'est le *goût de cuit*, que le lait contracte par son passage dans la plupart des appareils de stérilisation, encore que beaucoup s'en défendent. Les nourrissons, qui n'ont pas le goût très développé, semblent passer aisément sur cet arome du lait; mais, pour quelques adultes, c'est un motif de répugnance invincible.

Il faut en dire autant de la coloration brunâtre qui apparaît aisément dans le lait chauffé un peu longuement à de hautes températures. Les inventeurs d'appareils arrêtent d'ordinaire la stérilisation avant le moment où cette altération se produirait.

Les fumets de rance, de suif, le goût de caoutchouc, sont déjà plus graves. Il est, heureusement, facile de les éviter en limitant l'élévation de la température et la durée de son application.

Si nous en exceptons la pasteurisation et le chauffage discontinu, tous les procédés de stérilisation portent le lait à l'ébullition. Or, « le lait bouilli, bien qu'il n'ait pas subi de changements apparents, n'est pas identique à du lait qui n'a pas subi d'ébullition ». (Duclaux.) La caséine en est modifiée et ne se coagule plus en masse, comme il arrive d'ordinaire du lait de vache dans l'estomac de l'enfant; elle se coagule en fins grumeaux, à la façon du lait de femme; ces grumeaux sont moins cohérents, moins visqueux, que ceux du lait cru. A la vérité, les partisans de la stérilisation estiment que c'est là un avantage et que le lait n'en est que plus facile à digérer. Selon Ellenberger et Hofmeister (1), cet état finement grumeleux et ce manque de viscosité seraient simplement une raison pour qu'il traversât plus rapidement l'estomac, sans être plus difficile à digérer. Duclaux constate le fait de la modification de la caséine; quant à ses conséquences sur la digestibilité du lait, c'est une question posée, mais non résolue.

Cette réflexion semble devoir s'appliquer aux vues de Fayel (2), qui met la non digestibilité du lait cuit au compte de l'augmentation de sa pesanteur spécifique par la stérilisation sans pression, d'où résulterait l'épaississement du liquide. D'ailleurs, selon cet auteur, la température de la coction ne tue pas les bacilles du tubercule. Or, les bacilles de la tuberculose sont tués par l'ébullition et bien d'autres avec, et, si le lait s'épaissit, ce pourrait bien être parce qu'il perd de l'eau. Mais cela ne prouve pas qu'il en devienne indigeste.

Le professeur Renk démontre que, dans le lait stérilisé, une part de la graisse perd l'état d'émulsion pour prendre celui de graisse libre (3). Cette part va en augmentant de jour en jour et peut arriver en trois semaines à être égale aux trente centièmes de la graisse totale. C'est comme si

1. D'après l'analyse d'*Hygienische Rundschau*, II, p. 426, 1892.

2. Sur la valeur du lait bouilli (*Revue internat. des falsifications aliment.*, VI, p. 213. Anal. *in Hygienische Rundschau*, III, p. 1067, 1983).

3. Renk. Ueber Fettausscheidung aus sterilisirter Milch (*Archiv für Hygiene*, XVII, p. 312, 1893).

l'on ajoutait à du lait maigre, à l'intention d'un nourrisson, du beurre et non de la crème, ainsi qu'il a été conseillé. Renk en conclut à l'emploi du procédé Soxhlet en vue d'obtenir stérilisée *la provision d'un jour*, mais au rejet de la fabrication industrielle de « lait durable », c'est-à-dire de conserves de lait.

Il est assez remarquable que la stérilisation prétende se rapprocher de la nature en fournissant à l'enfant un lait pur de germes, alors que le lait maternel porte à l'estomac de l'enfant les microbes de la bouche de celui-ci et ceux du mamelon de sa mère, et réussisse surtout à lui donner du lait cuit, que la nature ne lui offre pas.

Cela ne veut pas dire, répétons-le, que le lait cuit soit offensif pour l'enfant; c'est une question à examiner. Les adultes ont l'habitude de manger la viande cuite, quoique la nature ne la leur offre pas ainsi, et ne s'en trouvent pas mal. La santé des enfants en bas âge soumis à l'usage du lait bouilli ou du lait non bouilli peut être un réactif de la salubrité de l'un ou de l'autre. Mais il semble que l'on n'ait pas fait, à cet égard, de comparaisons statistiques décisives. Laurent a fait connaître à la Société de médecine publique que ses observations à Rouen et aux environs lui avaient prouvé que « le lait non bouilli, étant plus facilement digéré et ne donnant pas lieu, comme le lait bouilli, à des troubles intestinaux, les enfants devenaient plus robustes, les diverses fonctions physiologiques, la dentition, la locomotion, etc., se manifestaient d'une manière plus régulière » (1)

La statistique d'Uhlig (2) prouverait, au contraire, les bons effets de la stérilisation par l'appareil Soxhlet, si, comme le fait remarquer Duclaux, elle n'était un peu restreinte et isolée. Les résultats de Budin et Chavane

1. LAURENT (A.). Le lait bouilli, au point de vue de l'allaitement artificiel (*Revue d'Hygiène*, XI, p. 1083, 1889).

2. *Jahrbuch für Kinderheilkunde*. XXX, p. 83, 1889).

déjà cités par nous, sont, à coup sûr, plus démonstratifs.

6. La stérilisation du lait a peut-être des inconvénients moraux, dont nous avons le droit de nous occuper parce que l'hygiène est destinée à en supporter le contre-coup.

Chacun a le droit de se défendre, quand les lois et l'organisation administrative ne le protègent pas. La surveillance de la production et de la vente du lait ne nous mettant pas suffisamment à l'abri des maladies qui peuvent venir de cette source, le moins est que l'on ne nous empêche pas de prendre nous-mêmes des garanties. Cependant, cette foule de procédés de stérilisation et ces usines qui se multiplient ne sont-ils pas un encouragement aux administrations à s'abstenir ?

On ne saurait méconnaître les services rendus à l'hygiène par la science et par les constructeurs, et il n'est pas de gain plus légitime que celui qui s'acquiert à fournir au public des choses salubres. Il serait même déplorable que les ingénieurs sanitaires y missent de leur argent. Mais est-il heureux que le public, comme les gouvernants, se désintéresse des conditions dans lesquelles le lait est originairement produit et récolté, sous prétexte que la stérilisation remédiera à tout ce qui pourrait ressortir de fâcheux de la négligence des fermiers et des marchands ? La force des choses a voulu que les machines à stérilisation ne pussent admettre que du lait propre et encore assez frais ; il jaunirait, sans cela, et même se coagulerait dans l'étuve. Néanmoins, il est des responsabilités dont il n'est pas bon de débarrasser les familles. Le professeur Hoffmann (de Leipzig) est partisan de la stérilisation, mais non de celle qui se fait dans les usines, aux hautes températures. Il n'approuverait pas qu'une station centrale stérilisât gratuitement du lait pour les pauvres gens ; mieux vaut entretenir chez eux le sentiment des devoirs qu'ils ont envers leurs enfants. Or, les pauvres, dont le temps n'est pas très précieux, peuvent perdre aisément un quart d'heure ou une demi-heure à stériliser eux-mêmes leur lait par les moyens ordinaires.

Dans le même ordre d'idées, la vulgarisation de la stérilisation et les éloges qu'on en fait tendent manifestement à encourager l'allaitement artificiel. Il ne saurait être douteux un seul instant, que les enfants d'une mère dont la mamelle est aride et qui, pour raison d'indigence, de syphilis, de bec-de-lièvre, etc., ne peuvent prendre le sein d'une nourrice, n'aient droit au secours de l'allaitement artificiel; pour ceux-là, le lait pur est un bienfait: c'est même le salut. Mais combien l'écueil est près du port et combien l'abus est voisin de l'usage légitime! Les médecins s'abstiendront de parler de lait stérilisé, quand la mère pourra nourrir; ils en prescriront la suppression quand le lait sera revenu au sein maternel. Mais les familles de toute classe sauront bientôt qu'il est possible de se dispenser de cette longue et laborieuse opération de l'allaitement au sein, et que les médecins ont déclaré excellent l'allaitement au biberon rempli de lait stérilisé. On serait bien bon de se refuser cet élevage si commode. Pour peu que la stérilisation centrale du lait s'implante dans les villes et qu'on arrive à la stérilisation obligatoire de tout le lait mis en vente, comme le demandent plus ou moins formellement Hermann, Scholl, W. Hesse et C. Fraenkel, l'allaitement au sein ne tardera pas à devenir l'infime exception. Et, peu à peu, sans doute, on verra se réaliser cette pratique, qui a dû être rêvée par les saint-simoniens, les phalanstériens, les Icariens et autres communistes de tous les temps : les enfants réunis, dès leur naissance, dans quelque établissement que les ingénieurs auront doté d'un outillage merveilleux, et où ils seront nourris au lait stérilisé, suivant des procédés que l'on pourra déclarer le dernier mot de la mécanique hygiénique et industrielle.

On comprend que Soxhlet lui-même, inventeur d'un procédé de stérilisation du lait, insiste particulièrement pour que son appareil ne sorte pas de la famille et ne prépare que l'aliment de vingt-quatre heures. Ce n'était pas assez. En terminant son rapport à la *Réunion des hygiénistes allemands*, à Leipzig, en 1891, le consciencieux savant se montre hostile à la stérilisation du lait, sauf pour le nourrisson. Encore ne dissimule-t-il pas que le lait stérilisé, en dehors de la destruction des germes, n'a acquis aucune supériorité hygiénique. C'est le contraire : « il se comporte comme tout lait qui a cuit longtemps et présente, plutôt plus que moins, toutes les propriétés peu désirables du lait cuit. »

Nous nous rangeons à cet avis. Tolérons la stérilisation du lait *actuellement* et *provisoirement*, en la maintenant sous la forme la plus simple possible. Mais ne cherchons pas à en faire une institution sociale, et poursuivons plutôt et toujours l'instauration des moyens d'assurer la santé des animaux et la propreté du lait.

Nous n'avons pas le courage de soutenir ici que, le lait stérilisé fût-il parfait (ce qui n'est pas), il équivaudrait, pour l'enfant, à l'allaitement au sein, j'allais dire à l'allaitement maternel.

7. On devine aisément que si la question nous était posée, de savoir à quelle méthode ou à quel appareil de stérilisation nous donnons la préférence, nous inclinerions vers la méthode la plus simple, celle qui torture le moins le lait, et vers l'appareil qui comporte le moins de mécanisme.

Nous conservons un faible pour la stérilisation à la casserole, qu'il est si facile de rendre efficace contre les germes pathogènes et même contre les saprophytes, sans compromettre sensiblement le lait. Si la formation de la pellicule de matière protéique, qui fait monter le lait, semble gênante, rien n'est plus simple que d'adopter le vase « à large panse et à col étroit », recommandé par Uffelmann. Peut-être faudra-t-il placer dans un bain-marie ce vase que l'auteur estime devoir être en verre. Nous n'y voyons aucun inconvénient, s'il s'agit d'un nourrisson ; et, même, nous apprécions beaucoup la préparation du biberon au bain-marie, telle que l'entend Vallin. L'appareil (*Milchkocher*) de Soltmann se caractérise par un dispositif qui ramène dans la marmite le lait montant.

C'est dire que nous ne repoussons en aucune façon le procédé Soxhlet ni le procédé Budin. C'est le *minimum* du mécanisme et si, comme c'est dans les intentions des auteurs, l'appareil ne prépare que la *provision de la journée*, il n'y a pas lieu de concevoir d'autres soucis.

La pasteurisation, qui ne va pas au delà du degré auquel le lait est en imminence de prendre le goût de cuit, serait préférable encore. Pourquoi n'existe-t-il, dans ce système, que des appareils destinés à fonctionner chez le vendeur et point chez le consommateur? Il semble très possible d'inventer un petit récipient de chauffe, se réglant automatiquement à 70 degrés, accompagné d'un petit refroidisseur à eau, le tout dans les proportions nécessaires à une famille. Legay (de Lille) a présenté au *Congrès de la tuberculose* (1895) un vase à long goulot, muni de deux index, qui prétend remplir la première partie de ce programme. L'index inférieur marque la hauteur à laquelle il faut remplir le vase de lait froid ; l'index supérieur la hauteur à laquelle le lait monte lorsqu'il a atteint la chaleur de pasteurisation, c'est-à-dire environ 80 degrés. Nous ne pensons pas qu'il suffise d'*indiquer* la température ; c'est la *régler* qu'il faudrait et d'une façon indépendante de l'intervention de la personne chargée de chauffer le lait. L'appareil de Legay ne réalise donc pas encore le desideratum exprimé plus haut.

Quant aux fabriques de conserves de lait, nous ne les tolérerions que pour l'usage des voyageurs, des marins ou colons des pays d'outre-mer, et des soldats en expédition.

C. — STÉRILISATION DE L'EAU

Nous examinerons ici les trois modes de stérilisation qui ont été adoptés pour l'eau : la stérilisation *mécanique* ou filtrage, la stérilisation *chimique* et la stérilisation *par la chaleur*. Le premier ne pouvait s'appliquer qu'à elle.

1º. Stérilisation par filtrage. — L'eau qui tombe à la surface de la terre lave tous les déchets de la vie de l'homme et des animaux, se charge de bactéries pathogènes et de saprophytes, dissout les toxines. Cependant, lorsqu'elle reparaît sous forme de source naturelle ou artificielle, elle est à peu près pure de germes et de matière organique. C'est qu'elle a traversé un filtre, le meilleur et le modèle de tous les filtres : le sol.

L'homme a cherché à filtrer aussi l'eau, plus rapidement que le sol, avec des appareils de sa construction, et dont le but est de retenir les bactéries et de décomposer (d'oxyder) les matières organiques. Aujourd'hui, ces appareils recherchent le premier effet plus que le second. Au point de vue qui nous occupe, les filtres n'en sont que davantage des stérilisateurs d'eau.

On filtre l'eau en grand, pour l'usage de toute une ville ; c'est la *filtration centrale*. Ou bien, on la filtre dans des habitations collectives ou chez les particuliers ; c'est la *filtration locale* ou à domicile.

Filtration centrale. — Les procédés employés jusqu'ici pour filtrer l'eau en grand comprennent essentiellement les *filtres à sable* et les *galeries filtrantes*. On peut y joindre quelques tentatives modernes, telles que le *puits Lefort* et les *filtres en pierre artificielle*.

a. — On attribue à James Simpson (1839) la création des bassins à sable qui, depuis cette époque, filtrent les neuf dixièmes de l'eau de Londres, empruntée à la Tamise et à la Lea. L'exemple de la grande cité a été mis à profit par un certain nombre de villes du continent, ailleurs qu'en France toutefois, obligées, pour diverses raisons, de consommer de l'eau de surface, prise à un lac ou à un cours d'eau. Ainsi, Berlin, Varsovie, Hanovre, Altona, Zurich, etc. Hambourg va s'ajouter à la liste.

La constitution des filtres à sable et leur mode de fonctionnement sont assez connus pour que nous n'y revenions pas d'une façon très explicite. On trouve tous les détails désirables à cet égard dans les travaux de Plagge et Proskauer (1), de Pieffke (2), dans la Revue consacrée à cet objet par Duclaux (3). Nous en avons parlé nous-même, à différentes reprises (4).

Les filtres sont des bassins en maçonnerie, ciment et béton, à parois étanches, dont le fond, de 2000 à 4000 mètres carrés de surface, est traversé par de grands canaux collecteurs. Chaque bassin est rempli, jusqu'à une hauteur variant entre 1 m. 20 et 1 m. 40, de couches successives de sable, de gravier, de pierres, dont les éléments sont de plus en plus fins en allant de bas en haut. Les filtres de Berlin, aux bords du lac de Tegel, renferment: pierres, 0 m. 300 ; gravier et gros sable, 0 m. 300 ; sable fin,

---

1. Bericht über die Untersuchungen des Berliner Leitungswasser von 1 Juni 1885 bis 1 April 1886 (*Zeitschrift f. Hyg.*, p. 401, 1887).

2. Aphorismen über Wasserversorgung vom hygienisch-technischen Standpunkte aus bearbeitet (*Zeitschrift f. Hygiene*, VII, p. 115, 1889).

3. Le filtrage des eaux (*Annales de l'Institut Pasteur*, IV, 1890, p. 41).

4. ARNOULD (J.). *Nouv. Éléments d'Hygiène*, 2ᵉ édit., Paris, 1889, p. 243. — La fièvre typhoïde et l'eau de Berlin (*Revue d'Hygiène*, XII, p. 256, 1890) — Distribution municipale d'eau de fleuve, Bordeaux, 1891.

0 m. 600 ; total, 1 m. 200. Les filtres de Stralau, sur la Sprée, sont un peu plus épais.

Contrairement à ce que l'on pouvait supposer, ce n'est pas le sable qui filtre. La couche de sable renferme moyennement un tiers de vide ; les pores en sont beaucoup trop grands pour que les bactéries ne puissent y passer sous un faible courant d'eau. Mais, d'une part, le nombre des espaces lacunaires dans la couche sableuse, uniformise et régularise le courant liquide qui traverse le filtre ; d'autre part, le sable supporte la vase abandonnée par l'eau brute, et qui est le véritable filtre, arrêtant les microbes et décomposant les matières organiques.

En effet, pour mettre un filtre en fonctionnement, on commence par y faire pénétrer de l'eau du réservoir d'eau pure, par en bas, c'est-à-dire en sens contraire de la direction normale. Cette eau monte lentement jusqu'un peu au-dessus de la couche de sable fin et chasse l'air qui était contenu dans les matériaux du filtre. On ferme la conduite d'eau pure et l'on ouvre le registre de la conduite d'eau brute, de telle sorte que l'eau non filtrée remplisse le filtre jusqu'au trop-plein, c'est-à-dire jusqu'à 1 mètre au-dessus de la couche supérieure. Les choses restent ainsi pendant au moins vingt-quatre heures, afin que les matières étrangères contenues dans l'eau puissent se déposer à la surface du sable sous forme d'une membrane mince, friable, à pores fins. Finalement, le registre de la conduite d'eau pure est ouvert peu à peu, et le filtre entre en plein fonctionnement avec la vitesse normale de 5 mètres en vingt-quatre heures. La membrane qui revêt le sable est, pour Piefke, Plagge et Proskauer, le véritable filtre ; le sable n'en est que le support. Quand elle est prête pour un bon service, on dit que le filtre est *mûr*.

Lorsque l'appareil a fonctionné un certain temps, plus ou moins long selon le degré d'impureté de l'eau brute, la membrane s'épaissit et il faut augmenter la pression pour conserver la même vitesse. Il arrive, enfin, un moment où il faut interrompre le fonctionnement, sans quoi l'exagération de la pression apporterait du trouble dans les couches de sable, sous l'effort de l'eau. Le filtre est *mort*; on procède au nettoyage. L'intervalle entre deux nettoyages s'appelle une *période*. Cette période est de seize à quarante-cinq jours.

Il importe au plus haut point de modérer la pression et la vitesse de l'eau. Les filtres de Berlin ne dépassent guère la limite de 100 millimètres à l'heure; à l'usine de Stralau, où l'on filtre l'eau très impure de la Sprée, la vitesse est d'environ 1 m. 18 par jour; au lac de Tegel, on va à 5 mètres; à Zurich (Duclaux), jusqu'à 28 mètres par jour.

Les microbes s'accumulent dans la couche supérieure de la zone filtrante, où ils trouvent plus d'oxygène et des conditions de développement meilleures; ils sont moins nombreux dans la couche moyenne, rares dans la partie inférieure. Ce qui explique qu'il y en ait peu dans l'eau filtrée, si l'opération a été conduite avec douceur. Mais, pour les raisons exposées, l'on conçoit qu'un filtre à sable soit, comme dit Duclaux, « quelque chose d'extrêmement fragile » et qu'on ne puisse pas toujours éviter l'entraînement de quelques microbes dans l'eau qui en sort. C'est « un mauvais outil dont les ingénieurs des eaux ont appris à tirer le meilleur parti possible ». Notons que le débit de 100 millimètres à l'heure au travers d'un filtre de 60 centimètres d'épaisseur laisse à peu près pendant six heures l'eau qui le traverse en contact avec les microbes qui le peuplent. Ces microbes vivent aux dépens de la matière organique de l'eau; faut-il être entièrement rassuré à l'égard des produits de leur nutrition?

Le point important est de savoir dans quelle mesure les filtres à sable stérilisent l'eau. Les éléments de la solution sont d'un côté dans les recherches bactériologiques directes; de l'autre dans l'observation des épidémies imputables à l'eau et survenues malgré la filtration suivant ce mécanisme.

Au début, la bactériologie y mettait beaucoup d'optimisme. Plagge et Proskauer concluaient, de leurs longues expertises, que les filtres retiennent à peu près tous les germes, mais qu'il est impossible que l'on n'en trouve pas constamment quelques-uns dans l'eau filtrée, par le fait même des manipulations de l'expertise et parce qu'il en existe sur quelques points des réservoirs et des conduites. On pouvait considérer la filtration comme parfaite, lorsqu'on ne trouvait que 50 germes dans l'eau au sortir du filtre, 150 au plus, par centimètre cube, ou au maximum 500 dans l'eau de distribution de la ville.

Depuis lors, les résultats du contrôle ont été bien moins favorables. C. Fraenkel et C. Piefke (1), chargés de les revoir en 1890, arrivèrent à se convaincre que *toutes les bactéries passent à travers les filtres à sable*, notamment celles du choléra et de la fièvre typhoïde, en quantité d'autant plus considérable qu'il y en avait davantage dans l'eau à filtrer.

Ces expérimentateurs avaient construit, pour ces recherches, des filtres minuscules dans lesquels ils versaient de l'eau additionnée de bactéries colorées, *Bacillus violaceus*, tantôt seules, tantôt mêlées à des bacilles typhiques ou cholériques. Pendant toute la période de filtration, ces bacilles passèrent à travers le filtre, en nombre proportionnel à la vitesse de filtration et à la richesse primitive de l'eau en microbes. Toutefois, dans de bonnes conditions, la proportion des germes qui échappaient au filtre ne dépassait pas 1 pour 1 000 de ceux qu'on avait mis dans l'eau. Voici, du reste, la formule des auteurs : « Les filtres à sable ne sont pas des appareils impéné-

1. Versuche über die Leistungen der Sandfiltration (*Zeitschrift für Hygiene*, VIII, p. 1, 1890).

trables aux germes; ils ne retiennent sûrement ni les bactéries banales ni celles de la fièvre typhoïde ou du choléra. La quantité des micro-organismes qui traversent ces filtres dépend du nombre de ceux qui existent dans l'eau non filtrée et de la rapidité de la filtration. Le commencement et la fin de chaque période d'un filtre sont des moments particulièrement dangereux, parce que, dans le premier cas, le filtre n'a pas encore atteint toute son efficacité et que, dans le second, la pression exercée à la surface du filtre, peut-être aussi la végétation des bactéries, favorisent le cheminement de haut en bas des micro-organismes à travers les couches filtrantes. »

Il est utile de noter que C. Fraenkel et C. Piefke reconnurent, à cette occasion, l'infection des couches profondes des filtres, qu'on regardait jusque-là comme n'existant pas.

La même année, Proskauer, dont les travaux antérieurs étaient gravement touchés par les découvertes de Fraenkel et Piefke, se rangeait néanmoins à leur opinion et disait : « La possibilité que des germes pathogènes passent de l'eau infectée, à travers les filtres à sable, dans l'eau filtrée, est un fait constant, même avec la marche normale de la filtration; car rien ne prouve que, parmi les 50 ou 100 germes existant dans l'eau filtrée, il n'y en ait pas de pathogènes (1). »

Au Congrès des hygiénistes allemands, à Brunswick, en 1890, Fraenkel et Piefke (2), rapporteurs de la question des *installations de filtrage*, reproduisirent très nettement leurs précédentes formules, s'appuyant sur de nouvelles expériences, pratiquées sur un filtre en maçon-

---

1. PROSKAUER (B.). Ueber die Beschaffenheit des Berliner Leitungswasser in der Zeit vom April 1886 bis März 1889 (*Zeitschrift für Hygiene*, IX, p. 103, 1890).

2. Filteranlagen für städtische Wasserleitungen (*Deut. Vierteljahrsschrift für öffentliche Gesundheitspflege*, XXIII, p. 38, 1891).

nerie de 75 mètres carrés de surface, qu'ils avaient fait construire pour échapper au reproche de ne s'être pas mis dans des conditions suffisamment approchées de la réalité. Les représentants de diverses villes, qui, peut-être, possédaient des filtres à sable, protestèrent et ne trouvèrent pas encore que le nouveau filtre artificiel de Fraenkel et Piefke ressemblât assez aux filtres réels de Berlin, Varsovie et autres lieux; Piefke, lui-même, en éminent ingénieur, fit ressortir les procédés d'amélioration du fonctionnement des filtres, la supériorité des bassins non couverts, les services à attendre des *régulateurs*, tellement qu'il fut manifeste que ces appareils n'avaient point perdu sa confiance, bien qu'ils eussent été pris en flagrant délit d'infidélité. Les résolutions adoptées par le Congrès ne consacraient donc nullement la faiblesse des filtres à sable. Cependant, de grandes vérités avaient été dites, et elles émanaient de C. Fraenkel, qui y a mis toute la franchise d'un médecin et d'un bactériologiste.

Ce n'est pas sans quelque étonnement que nous avons vu les bassins filtrants, non conseillés formellement, mais présentés comme tolérables, en vue de la consommation de l'eau de la Seine, à Paris. « La filtration au moyen de bassins de sable... pourra très utilement servir à purifier l'eau de Seine et de rivière. Les filtres à bassins de sable ne sont pas des filtres parfaits, donnant de l'eau bactériologiquement pure; mais ils réduisent le nombre des microbes véhiculés par l'eau dans des proportions considérables et suffisantes pour écarter ou diminuer les dangers que comportera toujours la distribution de l'eau de Seine intégrale. » (Vaillard.) L'administration municipale a probablement bien fait de ne pas s'engager dans les grosses dépenses qu'entraîne d'ordinaire l'application de ce système qui *diminuerait* peut-être les dangers de l'usage d'eau de Seine.

Certes, quand on absorbe une eau infectée, il n'est pas

indifférent qu'elle renferme 1 ou 1000 germes pathogènes ; nous nous sommes même efforcé d'établir le contraire. Cependant, nous admirons sincèrement les auteurs qui attribuent aux filtres à sable l'immunité de certaines villes vis-à-vis des épidémies de typhus ou de choléra, et se croient obligés de découvrir un accident au fonctionnement lorsque ces épidémies apparaissent néanmoins dans la localité si bien protégée. Nous avons de fortes tendances à croire que des appareils *normalement* si mauvais sont étrangers à l'immunité, et que ce n'est pas un dérangement de leur part qui détermine l'épidémicité des fléaux qu'ils n'ont jamais empêchés de passer. C'est donc en nous plaçant au point de vue des partisans des filtres et de la véhiculation hydrique des germes, qui n'est pas exactement le nôtre, que nous relevons les circonstances dans lesquelles la pathologie urbaine a paru accuser l'insuffisance de la filtration sur sable.

En 1889, Berlin eut une épidémie de fièvre typhoïde, d'ailleurs assez bénigne, 700 à 800 cas en quatre mois ; Virchow ni Fürbringer ne parurent très convaincus que l'eau de boisson eût joué un rôle dans la constitution de cette épidémie. Il semblait même qu'à cet égard les conditions fussent les mêmes dans les points frappés et dans les points épargnés. Mais l'école de R. Koch ne pouvait se ranger à cette opinion, peut-être faiblement assise. En marquant, sur un plan de Berlin, selon un usage qui remonte à Snow, les maisons atteintes par la fièvre typhoïde, C. Fraenkel et Piefke remarquèrent que la plus grande intensité de l'épidémie avait pesé sur la partie est de la ville, que l'ouest était resté indemne et qu'entre l'est et l'ouest s'étendait une bande où la fréquence des cas était restée modérée. Or, l'est de la ville est abreuvé par l'eau de la Sprée sortant des filtres de Stralau, l'ouest par l'eau des filtres du lac de Tegel, beaucoup plus pure, dès l'origine, que la précédente ; enfin, la zone intermédiaire est abreuvée tantôt par l'une, tantôt par l'autre, les conduites s'abouchant d'un côté à l'autre de manière à ne former qu'un seul réseau. La fièvre typhoïde coïncidait donc avec la distribution de l'eau de Stralau, qui est primitivement suspecte. C'est là ce qui fit naître la défiance à l'égard des filtres et ce qui provoqua les recherches dont il vient d'être fait mention, à la suite desquelles l'infidélité des filtres à sable fut proclamée.

On ne se demanda pas, d'ailleurs, comment Berlin avait échappé à la fièvre typhoïde les années précédentes, alors que les filtres ne fonctionnaient pas mieux qu'en 1889 et que la Sprée était aussi malpropre.

Nous avons sous les yeux la carte de l'épidémie typhoïde de Berlin, dressée par C. Fraenkel et Piefke, et ne sommes pas frappé autant qu'eux de l'exactitude des rapports entre la fréquence des cas et la distribution d'eau de la Sprée. Mais il n'importe. Ces incidents pathologiques ont fourni l'occasion de démontrer que les filtres à sable ne stérilisent nullement l'eau et ne protègent point les villes contre les épidémies que l'on dit se propager par voie liquide. C'est tout ce qu'il faut en retenir pour le moment.

En 1892, le choléra sévissait dans l'Europe orientale et dans les environs de Paris, avec des allures fort singulières que nous avons relevées à l'époque où cela paraissait opportun (1). Une grande ville d'Allemagne, Hambourg, fut éprouvée à un point qui rappela les dates les plus sombres de l'histoire du choléra en Europe. Les conditions dans lesquelles éclata l'épidémie de cette cité furent habilement exploitées par les partisans de la propagation hydrique. Et il faut convenir que les circonstances s'y prêtaient. Hambourg buvait l'eau de l'Elbe, à peu près sans aucune épuration, bien que les égouts de la ville et ceux d'Altona s'y déversent et que la marée montante

1. Arnould (Jules). Les enseignements du choléra (*Revue d'Hygiène*, XV, n° 1, 1895).

fasse refluer les matières d'égout jusqu'en amont du point où est située la prise d'eau de Hambourg.

Dans le même temps, c'est-à-dire en août-septembre 1892, Altona, la ville-sœur de Hambourg, jouissait d'une immunité presque complète. Altona prend son eau *au-dessous* du déversoir du collecteur commun des égouts des deux villes; mais elle fait passer par des filtres à sable cette eau dégoûtante. Quel triomphe pour la doctrine et pour les filtres! R. Koch (1), qui s'est occupé du choléra d'Allemagne avec une sollicitude plusieurs fois justifiée, ne prétendait pas que les filtres à sable fussent devenus impénétrables aux germes; mais, en calculant que, des 500 cas de choléra d'Altona, plus de 400 étaient venus de Hambourg, il admettait volontiers que le reste, moins de 100, répondait à la faible fraction des microbes de l'eau brute qui passe par ces filtres, dans les meilleures conditions de fonctionnement. A ce moment, on reconnaissait que les filtres d'Altona fonctionnent remarquablement, ne débitent pas avec une vitesse supérieure à 100 millimètres et sont très surveillés. L'eau qui en sortait ne révélait guère plus de 20 colonies par centimètre cube, rarement 50 à 70. Toujours le chiffre était au-dessous de 100 colonies, que le maître donne aujourd'hui comme limite de la tolérance acceptable.

Mais voilà qu'Altona, indemne en août 1892, fit son épidémie cholérique en janvier 1893, discrète à la vérité, quoique les cas fussent disséminés dans toute la ville, comme c'est l'habitude lorsque c'est l'eau qui a distribué les germes. Les filtres, dès lors, étaient coupables. Un accident était arrivé à deux au moins des bassins filtrants. L'un d'eux, en particulier, surpris par une période de froid intense pendant qu'on le nettoyait, avait eu son sable durci et imperméabilisé par la gelée, au moment où on y

1. Wasserfiltration und Cholera (*Zeitschr. f. Infect-Krank.*, XIV, p. 393, 1893).

ramenait l'eau. Il commença par ne pas donner d'eau, puis il parut filtrer avec une vitesse de 15 millimètres, plus tard de 40 millimètres, enfin de 80 millimètres, quoique n'étant dégelé que sur des espaces peu étendus. C'est donc qu'il fonctionnait comme sous une pression excessive, c'est-à-dire mal.

L'épidémie d'Altona resta, cependant, modérée. Pour l'École de Berlin, la proportion des cas de choléra reproduit mathématiquement la proportion d'eau mal filtrée et celle des germes qui échappent aux filtres.

Toujours est-il qu'il en passe constamment, de ces germes, et que ce n'est qu'une question de plus ou de moins. Altona, depuis six ans, a chaque année une épidémie de fièvre typhoïde, précédée d'une pareille à Hambourg. Les examens bactériologiques, dit R. Koch, ont prouvé que, peu de jours avant le début de l'épidémie, le chiffre des germes s'est élevé, dans l'eau filtrée, jusqu'à atteindre 1 100, 1 900, 2 600 germes par centimètre cube. A la vérité, ce rapport entre l'élévation du chiffre des bactéries et l'éclosion de la fièvre typhoïde est contesté par Kümmel (1), directeur du service des eaux d'Altona, qui déclare même que l'épidémie typhoïde de février 1892 ne fut accompagnée ni précédée d'une élévation du chiffre des bactéries.

L'épidémie cholérique de l'asile d'aliénés de Nietleben, en Saxe, est, d'après R. Koch, un autre exemple de l'infidélité des filtres à sable. Au commencement de 1893, à l'occasion de cette épidémie, Pfuhl surprit les filtres de l'asile à laisser passer 52 400 germes par centimètre cube sur 302 400 que renferme l'eau brute, celle de la Saale. Or, le bras de la Saale qui fournit l'eau à filtrer reçoit l'eau des drains des champs d'irrigation de l'établissement, et ceux-ci étaient assez mal exploités pour qu'il

1. Versuche und Beobachtungen über die Wirkung von Sandfiltern (*Journal für Gasbeleuchtung*, 1893, p. 161).

arrivât souvent que les eaux d'épandage ne fussent à peu près pas filtrées par le sol. Le fait s'était justement produit, à la suite des gelées, au commencement de janvier 1893 (1).

D'autres incidents météorologiques peuvent troubler la marche des filtres et causer de brusques surprises. H. Laser (2), à Kœnigsberg, où l'eau est filtrée en cinq bassins d'une surface totale de 7 825 mètres, a reconnu qu'elle renferme toujours des germes et souvent en grande quantité, de 500 à 1 000 par centimètre cube, et même 5 000 à 6 000 par les fortes averses ou le dégel. Le chiffre des germes de l'eau filtrée marche parallèlement à celui des bactéries de l'eau brute. A Zurich, où l'eau du lac est assez pure avant toute filtration, Bertschinger remarque que l'eau d'un filtre dont le sable vient d'être renouvelé est inutilisable pendant plus d'un mois, parce que les microbes adhérents au sable sont entraînés par le liquide filtrant et s'y multiplient (3).

Aussi, R. Koch pose-t-il des règles sévères pour le fonctionnement des filtres à sable :

1° Ne pas dépasser la vitesse de filtration de 100 millimètres à l'heure ;

2° Examiner bactériologiquement, une fois par jour, des échantillons d'eau au sortir de chaque bassin filtre ;

3° Exclure du réservoir d'eau pure l'eau filtrée qui renferme plus de 100 germes par centimètre cube.

Finalement, l'illustre professeur préférerait que, pour Berlin d'abord, on abandonnât les filtres à sable, au

1. Koch (R.). Die Cholera in Deutschland während des Winters 1892 bis 1893 (*Zeitschrift für Infectionskrankheiten*, XV, p 89, 1893).

2. Bericht über die bakteriolog. Untersuchung der Königsberger Wasserleitungswasser, etc. (*Centralblatt für allgemeine Gesundheitspflege*, XI, nᵒˢ 4-5, 1892).

3. Bertschinger (A.). Beobachtungen über die Wirkung der Sandfilter des städtischen Wasserwerkes in Zürich (*Journal f. Gasbeleuchtung*, 1891, p. 684).

moins ceux de Stralau, qui ne parviennent pas à faire de l'eau de la Sprée quelque chose de tolérable. — Il y a eu un commencement d'exécution à cette mesure, en juin 1895. — On aurait recours à l'*eau de la nappe profonde*, pour le collectionnement de laquelle les ouvrages actuels pourraient servir, en les modifiant légèrement. Cette eau est pure de germes; l'inconvénient qu'elle présente d'être parfois ferrugineuse est aujourd'hui éludé par des procédés très simples.

En thèse générale, ajoute l'auteur, il conviendrait de substituer à toutes les installations de filtres agissant sur les eaux de surface des distributions d'eau de nappes profondes, comme il en existe déjà dans beaucoup de villes.

C'est la condamnation des filtres à sable et des filtres quelconques. Nous n'avons garde d'en appeler. Cependant, il est remarquable qu'avec des appareils détestables, Londres et Berlin puissent boire des eaux de surface et n'être que très peu touchées par la fièvre typhoïde, moins encore par le choléra. Peut-être bien que l'éloignement des grosses impuretés (la décantation l'opère déjà), et surtout l'oxydation d'une bonne part de la matière organique de l'eau par les filtres ont déjà une très grande importance, sinon plus d'importance que l'exactitude de la stérilisation. A Paris, quand le service des eaux distribue l'eau de la Seine, celle-ci n'est ni décantée, ni filtrée, même grossièrement.

Il est douteux que Londres abandonne de sitôt ses filtres sur la Tamise. Beaucoup d'autres villes, qui ont fait les frais de semblables installations, ne sont probablement pas plus disposées à infliger à la caisse municipale une nouvelle dépense pour changer leur distribution d'eau.

b. — Les *galeries filtrantes* ou galeries *captantes* (Bechmann) ont été inaugurées à Toulouse par d'Aubuisson (1825-1828). La ville de Lyon a été gratifiée du même système par Aristide Dumont, qui le qualifiait de *filtration naturelle*.

Or, si le terme a quelque chose de vrai, c'est par suite d'une circonstance qui n'était justement pas dans les prévisions des inventeurs; à savoir qu'une bonne part de l'eau qui se collecte dans les galeries, sinon la plus grande part, vient de la nappe souterraine et non du fleuve le long duquel on les a creusées. On pensait que l'eau fluviale affluerait à ces galeries à travers la tranche de terre de quelques mètres, restée entre elles et le cours d'eau. Le fait que c'est surtout l'eau du sol qui s'y présente a été démontré par Belgrand, Durand-Claye, Herscher, Rollet, Salbach, Sander et, plus récemment, par Duclaux (1).

On le reconnaît sans peine à ce que la richesse minérale de l'eau des galeries est différente de celle du fleuve, et généralement supérieure à celle-ci, et à ce que la température de la première, d'ordinaire différente aussi, reste dans des limites bien moins étendues que celle du fleuve.

À Lyon, la différence moyenne est de 8 degrés, à Toulouse, de 6 degrés. Lorsque l'eau du Rhône est à 1 degré, celle des galeries est entre 7 et 8 degrés; elle reste à 18 degrés lorsque la première est à 26 degrés.

Le professeur Arloing (2), à l'occasion d'un projet qui consiste à ajouter 800 mètres de galeries à celles qui existent déjà le long du Rhône, n'en a pas moins exprimé sa conviction, « à l'encontre de ce que l'on a souvent prétendu, que la nappe souterraine de la plage de Saint-Clair (où sont les usines actuelles) est plutôt alimentée

---

1. Le filtrage des eaux de fleuve. Revue critique (*Annales de l'Institut Pasteur*, V, p. 257, 1891).

2. Sur le projet d'amélioration et d'extension du service des eaux de la ville de Lyon (*Revue d'Hygiène*, XIII, p. 97, 1891).

par le Rhône que par l'eau des coteaux ». Il est permis de ne pas partager son opinion.

En général, l'eau de distribution n'a qu'à gagner à venir de la nappe souterraine, qui est très pure si les tranchées sont ouvertes hors des villes et à distance de tout foyer de putridité, comme c'est le cas de la prise d'eau sur la Moselle, près du village de Messein, pour la ville de Nancy.

Pour ce qui est de l'eau fluviale, il est possible qu'il en passe dans les galeries, par une sorte d'aspiration ; bien que le fond du lit des fleuves et une bonne part du talus de leurs bords soient tapissés de vase et assez imperméables. Mais, qu'est-ce qu'un filtre en terre dont l'épaisseur n'a quelquefois pas plus de 2 mètres ?

A vrai dire, ce filtre, s'il fonctionne, s'envase par le fait même, devient le siège d'une puissante végétation des germes qu'il a pu arrêter et risque d'en mettre dans l'eau filtrée plus qu'il n'y en avait dans l'eau fluviale ; jusqu'à ce qu'un jour les dépôts vaseux obstruent définitivement ce filtre qu'on ne nettoie jamais et forcent le service des eaux à introduire simplement l'eau du fleuve dans les galeries, en soulevant une vanne ménagée à cet effet. Il existe une vanne de ce genre dans les travaux d'eau de Lyon, et nous avons entendu dire que, dans ceux de Nancy, il y a une communication permanente entre la galerie et la rivière.

Du reste, dans les crues du fleuve, son eau passe à travers la partie supérieure du talus, qui est toujours assez perméable, et arrive très peu filtrée dans la galerie ; ou encore, le fleuve déborde, recouvre le terrain superposé aux galeries et pénètre dans celles-ci par infiltration ou par quelque crevasse.

Il a été reconnu, par des recherches directes, que l'eau des galeries de Lyon ne renferme que le huitième du chiffre des germes de l'eau du Rhône, déjà singulièrement pauvre au point de vue bactériologique puisque, d'après Roux, sa moyenne ne serait que de 76 microbes par centimètre cube. L'eau de la Vanne, à Paris, n'en a jamais moins de 100. Mais il est impossible de savoir si ce huitième est réellement une fraction des bactéries qui étaient dans l'eau non filtrée. Que le prétendu filtre laisse passer 7 microbes sur 8, ce serait déjà un appareil déplorable. Mais si, par hasard, la réduction apparente des germes, ne provient que de la dilution d'un peu d'eau fluviale dans six ou sept fois son volume d'eau souterraine très pure, c'est une illusion de filtre.

Ce qui n'est pas une illusion, c'est la richesse en microbes de l'épaisse couche de vase qui se dépose sur le radier des galeries. Quelques-uns de ces microbes sont pathogènes en inoculation chez les animaux (1). Or, le remuement de ces vases résulte aisément de quelque inégalité dans l'afflux de l'eau ou dans le jeu des pompes. Les microbes remontent du fond dans l'eau distribuée. « La plage de Saint-Clair, dit Arloing, laisse donc passer des micro-organismes et des sédiments qui deviennent l'origine de dépôts fertiles en microbes vivants, les uns inoffensifs, les autres pathogènes. Une partie des éléments de ces dépôts est lancée chaque jour dans la canalisation. Au moment des fortes crues du Rhône, elle est assez abondante pour communiquer à l'eau une légère teinte opalescente... »

Il est donc plus que douteux que les galeries filtrantes soient des organismes de stérilisation de l'eau. Si Lyon est peu maltraité par la fièvre typhoïde, ce n'est pas à elles qu'il le doit. Par suite, il serait excessif de dire que, si Nancy a une léthalité typhoïde assez élevée, la faute en est à l'eau de la Moselle.

1. LORTET et DESPEIGNES. Recherches sur les microbes pathogènes des eaux potables distribuées à la ville de Lyon (*Revue d'Hygiène*, XII, p. 598, 1890).

c. — L'ingénieur Lefort a construit, en 1890, pour la ville de Nantes, dans un ilot de la Loire en amont de la ville, un puits d'essai dont le fond et les parois sont étanches, c'est-à-dire qu'il ne saurait y pénétrer aucune portion de l'eau souterraine. L'eau du fleuve peut y entrer, au contraire, en traversant un massif artificiel de sable quartzeux, élevé autour du puits, et des barbacanes filtrantes, mobiles, engagées dans les parois et qu'on peut ouvrir ou fermer, placer et déplacer à volonté pour le nettoyage (1).

On ne saurait louer formellement ni blâmer une installation si récente. En ce qui concerne le pouvoir de filtration, c'est-à-dire de stérilisation, des barbacanes Lefort, les épreuves ne paraissent pas avoir été nombreuses et les résultats n'en sont pas identiques. Selon Vaillard, le chiffre des *germes dans l'eau du puits* serait de 1/9 de ceux de la Loire ; selon Miquel, ce rapport serait de 1/128. Si tel était bien le travail de la filtration et que les microbes du puits fussent vraiment une part de ceux du fleuve, l'appareil serait assurément mauvais.

Mais le professeur Joüon, qui a décrit le nouveau système, fait remarquer, avec raison, que ces microbes ont pu venir aussi des poussières atmosphériques, des semelles des ouvriers et des curieux qui sont descendus dans le puits, des matériaux filtrants eux-mêmes. Nous ne pouvons donc encore savoir à quoi nous en tenir. Pourtant, ce puits rappelle beaucoup les bassins à sable, avec cette aggravation que le filtre sera beaucoup plus difficile à régler et à nettoyer. Le professeur Joüon, qui a prévu cette objection, nous paraît y avoir répondu avec plus d'optimisme que de bons arguments.

d. — Nous avons décrit dans la *Revue d'Hygiène* (2),

1. Joüon. L'eau filtrée à Nantes et le puits Lefort (*Revue d'Hygiène*, XIII, p. 119, 1891).

2. Arnould (J). La stérilisation de l'eau (*Rev. d'Hyg.*, XV, p. 501, 1893).

d'après Bernard Fischer (1), des *filtres en pierre artificielle*, adaptés à l'exploitation en grand et qui portent le nom de Fischer-Peters, de Worms. Nous reproduisons cette description.

« On fait, avec du sable de rivière lavé, d'une grosseur de grains déterminée, agglutiné au moyen d'un silicate de soude calcaire, des plaques creuses, de 1 mètre de hauteur et autant de large sur 0 m. 10 d'épaisseur, qui sont ensuite cuites au feu. Quand on immerge dans l'eau une de ces pierres artificielles poreuses, l'eau y pénètre par tous les côtés et arrive, purifiée par son passage à travers les parois, dans l'espace vide intérieur, d'où l'on peut, à l'aide d'un tuyau introduit par la partie inférieure de la pierre, la conduire au dehors. »

Le directeur du service des eaux, Fischer, a exécuté pour la ville de Worms, dans un bassin de 272 mètres carrés de surface, une installation de filtrage qui ne compte pas moins de 978 *éléments* de filtres en pierre artificielle, représentant une surface filtrante de 1 956 mètres carrés. Dans cette installation, deux pierres placées l'une sur l'autre, la première perpendiculaire à la seconde, constituent un *élément filtrant*. Le liquide qui se collecte dans les groupes d'éléments y est repris par des tuyaux qui le conduisent au réservoir d'eau pure.

D'après la théorie, le rendement quantitatif par mètre carré de surface filtrante, avec le filtre en pierre artificielle de Fischer, doit être le même qu'avec les filtres à sable actuellement employés à Worms, et la pression ne doit pas y être supérieure. On conçoit que l'avantage consiste principalement dans l'économie de surface, qui n'est pas à dédaigner, car les bassins à sable prennent

---

1. Ueber das Grundwasser von Kiel mit besonderer Berücksichtigung seines Eisengehaltes und über Versuche zur Entfernung des Eisens aus demselben (*Zeitschrift für Hygiene und Infectionskrankheiten*, XIII, p. 251, 1893).

beaucoup de terrain, et dans la simplicité de la construction des filtres.

Au rapport du professeur Eassel-Hagen, l'eau sortant des filtres présente constamment une *faible proportion* de germes. Ce n'est donc encore qu'une stérilisation très incomplète. On ne saurait juger dès maintenant d'un appareil si nouveau. Mais il est probable qu'on apercevra des différences dans la réussite de la filtration selon que la fabrication des pierres filtrantes sera elle-même plus ou moins réussie.

En conséquence de la disposition verticale des pierres, la vase contenue dans l'eau brute et qui se dépose d'abord sur les parois extérieures, tombe au fond du bassin par son propre poids et peut aisément en être extraite par le jeu d'une vanne. Toutefois, après un certain temps de fonctionnement, une part de cette vase adhère aux pierres, pénètre dans les pores et diminue le pouvoir filtrant des appareils. On l'enlève en faisant passer, de temps en temps, l'eau pure de la distribution à travers les pierres-filtres, de dedans en dehors. D'ailleurs, à Worms, on a fixé sur les batteries de filtres une conduite de vapeur qui permet d'y faire passer un courant de vapeur en vue de détruire les germes pathogènes, lorsqu'on suppose qu'il peut y en exister. Les filtres supportent bien la température de la vapeur à l'état de courant.

Le Conseil d'hygiène de Worms a déclaré ces filtres supérieurs aux filtres à sable, nous ne savons à quel point de vue. Bernard Fischer craint qu'il ne s'y produise fréquemment des accidents, fractures ou fissures, qui détermineraient la non-étanchéité vis-à-vis des germes et entraîneraient de coûteuses réparations.

Nous ne sommes pas en situation d'apprécier ce système, sauf pour dire qu'il paraît ingénieux. Mais il convient de relever ce détail qu'au début de l'invention, les savants qui lui paraissent favorables déclarent que l'impénétrabilité aux germes, dans les filtres en pierre artificielle, n'est que relative. Elle pourrait être nulle à la suite d'accidents. C'est donc comme les filtres à sable. Ceux-ci ne stérilisent pas l'eau, avons-nous dit; ceux-là non plus.

e. — Il existe un procédé de stérilisation par *l'épurateur rotatif d'Anderson*, qui semblerait pouvoir se rattacher à la stérilisation chimique par la première partie des opérations, mais qui appartient encore au filtrage sur sable par l'opération terminale et, dans tous les cas, est un mode de filtration centrale.

Les applications les plus connues de ce procédé sont celles qui existent à Anvers et à Boulogne-sur-Seine (1).

L'épurateur rotatif est un grand cylindre horizontal, muni de chicanes, tournant sur son axe et dont les parois internes portent un grand nombre de palettes destinées à faire retomber en pluie, dans l'eau qui le traverse, une poussière métallique versée dans le cylindre. Cette poussière est faite de grenaille de fer ou de débouchures; elle occupe le dixième de la capacité de l'épurateur. Il en est consommé 7 kilogrammes par 1 000 mètres cubes d'eau. Ce fer s'oxyde, se transforme en carbonate de fer, pendant que la matière organique est brûlée. Il faut ensuite faire passer l'eau par des bassins à sable, pour retenir l'oxyde ferrique insoluble et les bactéries. En opérant très lentement, on arrive à faire perdre à l'eau 75 pour 100 de sa matière organique et à réduire les germes de 18 000 à 50 par centimètre cube.

Ce procédé exige des opérations compliquées, des nettoyages, et ne donne qu'un faible volume d'eau. Vallin ne l'apprécie que médiocrement. Babès estime que la filtration sur sable rend à l'eau des bactéries plus qu'elle n'en retient. L'oxyde de fer est, en effet, un microbicide énergique, et son action pourrait suffire.

1. L'eau de Seine et l'épurateur rotatif d'Anderson (*Génie civil*, 7 février 1891, p. 231, et *Revue d'Hygiène*, XIII, p, 639, 1891).

L'épuration de l'eau par l'électricité, telle que la pratique la *Stanley electric Company*, de Philadelphie, est une autre façon de tuer les microbes par l'oxyde de fer. L'eau suspecte arrive dans un électrolyseur contenant comme électrodes positives des plaques de fer (1).

Filtration locale. — Nous ne saurions décrire ici les nombreux filtres que l'on construit pour les usages domestiques. Ce serait, d'ailleurs, probablement du temps perdu, puisque les filtres au charbon, à l'amiante, tissé, en bouillie ou en membrane mince (micro-membrane), sont à peu près passés de mode, quoique ayant leurs mérites (2), et remplacés par les filtres en porcelaine ou en terre d'infusoires, auxquels les laboratoires ont donné la consécration aujourd'hui requise.

Nous nous bornerons à examiner les aptitudes, au point de vue de la stérilisation de l'eau, des appareils les plus recommandables et les plus acceptés, le filtre en porcelaine dit Chamberland et le filtre de Nordtmeyer, en terre d'infusoires.

a. — Le filtre « en biscuit » de porcelaine a été donné, dès sa naissance, comme un appareil parfait au point de vue de la séparation des germes, c'est-à-dire que c'était un stérilisateur d'eau absolu. Miquel (3), en 1885, lui décernait le certificat le plus net d'aptitude à « retenir tous les organismes contenus dans les liquides ». Tel était aussi l'avis d'Hermann Fol et L. Dunant (4). Un témoignage analogue lui était rendu par un hygiéniste éminent, qui, *a priori*, n'est pas sympathique aux filtres, — ou

1. Épuration des eaux potables par l'électricité *Génie civil*, 8 octobre 1892, p. 587, et *Revue d'Hygiène*, XV, p. 70, 1893).

2. Voy. nos *Nouveaux Éléments d'Hygiène.* 2ᵉ édit. Paris, 1889, p. 245 et suiv.

3. Rapport sur le filtre Chamberland (*Rev. d'Hyg.*, VII, 1885, p. 556).

4. Effet d'un repos prolongé et filtrage par la porcelaine sur la pureté de l'eau (*Rev. d'Hyg.*, VII, p. 185, 1885).

11

plutôt « à l'eau qui a besoin d'être filtrée », — M. Vallin (1). Cependant, des dissidences d'opinions ne tardèrent pas à se manifester. Galippe (2), l'un des premiers, contesta l'impénétrabilité aux germes des filtres en terre poreuse. On répondit en alléguant la possibilité de fêlures méconnues dans les bougies employées par l'observateur. Toutefois, l'on reconnaissait déjà qu'en laissant en contact avec l'intérieur des bougies un liquide très putride, comme l'urine altérée ou la matière fécale délayée, des filaments mycéliens finissent par s'introduire dans les pores de la porcelaine et par traverser les parois.

C'était exprimer précisément le côté faible de ces filtres, la possibilité de la pénétration de leurs parois par les bactéries *par acte de végétation*, sans préjudice du mode purement mécanique, le cas échéant.

Il fut bientôt démontré, par des expériences instituées au Val-de-Grâce, que le filtre Chamberland ne donne de l'eau pure de germes que pendant une période de quatre à huit jours et qu'il faut le nettoyer fréquemment et le stériliser de temps à autre pour en assurer l'efficacité.

A l'étranger, Hesse (3) ne trouvait pas le filtre Chamberland constamment impénétrable aux germes. Kübler (4), expérimentant sur les « filtres *sans pression* », arrivait à ce résultat, que « malgré toutes les précautions, ces filtres ne donnent de l'eau stérile que pendant un temps relativement court, quatre jours tout au plus ». L'auteur paraît avoir été le premier à signaler le fait que c'est par acte de végétation que les bactéries s'insinuent dans les pores de la porcelaine et finissent par la traverser; une espèce d'abord, puis deux, puis davantage. Si le liquide à filtrer

1 La filtration des microbes (*Rev. d'Hyg.*, VIII, p. 506, 1886).

2. *Semaine médicale*, 1885, p. 54.

3. Ueber Wasserfiltration (*Zeitschrift f. Hygiene*, I, p. 178, 1886).

4. Untersuchungen über die Brauchbarkeit der « Filtres sans pression, système Chamberland-Pasteur » (*Ibid.*, VIII, p. 48, 1890).

est abaissé à la température de zéro degré, il n'y a plus de
végétation bactérienne, et l'eau passe indéfiniment stérile.

Beyerinck (de Rotterdam), qui traite d'ailleurs le filtre
Chamberland d'appareil excellent, démontre la perméabilité des bougies aux germes en y faisant passer de dedans
en dehors des cultures de bactéries phosphorescentes. A
la suite de cette expérience élégante, il est commun de
voir, un peu plus tôt ou un peu plus tard, la bougie
entière lumineuse dans l'obscurité ou d'apercevoir seulement sur elle deux ou trois petites taches phosphorescentes. Dans ce dernier cas, on peut s'assurer qu'il n'y
a pas de fêlures, mais seulement des points où les pores
de la bougie sont un peu plus grands qu'ailleurs et qu'il
ne faudrait.

Le passage des bactéries, — de toutes les bactéries, —
à travers les filtres en porcelaine devient une notion vulgaire. Giltay et Aberson (1) inventent un instrument,
d'ailleurs trop compliqué, à l'aide duquel ils montrent
que, seules, les premières portions d'eau passées par la
bougie *par aspiration* ne troublent pas le bouillon. Smith
et Moore (2) se sont assurés que les pores des filtres Chamberland sont plus grands que le diamètre du corps de la
plupart des bactéries. A la vérité, la fabrication des bougies en porcelaine a subi des transformations. Au début,
il était livré des bougies un peu massives, qui filtraient
lentement. Il a fallu répondre au reproche d'un débit
trop faible, et une maison nouvelle a mis en circulation
des bougies plus minces, à débit si généreux que l'eau
ne sort pas goutte à goutte, mais à jet continu. C'est probablement ce que de Freudenreich appelle les *bougies à
filtration rapide.* Elles nous ont inquiété au premier abord

1. Giltay (Th.) und Aberson (J.-H.). Methode zur Prüfung von
Filtereinrichtungen wie die Chamberland-Bougies (*Centralblatt für
Bakteriologie und Parasitenkunde*, XII, 2 et 3, 1892).

2. Zur Prüfung der Pasteur-Chamberland-Filter (*Ibid.*, XII, 18).

et, un jour que nous y avions fait recueillir, avec les précautions d'usage, un certain nombre d'échantillons d'eau filtrée nous avons pu nous convaincre que cette eau troublait rapidement le bouillon nourricier.

Pourtant, l'on se sert dans les laboratoires, même en Allemagne, des bougies Chamberland pour filtrer des cultures de bactéries. Et il est certain, dit Kübler, que quand on utilise de la sorte ces bougies, en les stérilisant elles-mêmes à chaque fois, avant d'exécuter une nouvelle filtration, le liquide qui passe est pur de germes pendant le court espace de temps que cette opération absorbe.

Nous avons rapporté, dans un autre travail (1), les expériences de contrôle d'E. de Freudenreich, résumées et critiquées par Kübler lui-même (2). Ce qui donna lieu à des observations courtoises de la part du premier (5) et à une courte réplique de passer sur le second.

Pour déterminer le temps que mettent les bactéries à passer à travers la paroi des bougies, E. de Freudenreich (4) plongea une bougie Chamberland, la tétine en haut, dans un flacon d'une hauteur égale à celle de la bougie et rempli d'une eau chargée de bactéries. Après un certain temps d'attente, il prélevait une quantité déterminée de l'eau passée dans l'intérieur de la bougie. Il reconnut par ce procédé que l'eau n'est plus stérile : à 55 degrés après six jours ; à 22 degrés après dix jours ; et qu'elle reste indéfiniment stérile si l'on opère à la température de la chambre, c'est-à-dire à 15-18 degrés,

Des essais ayant été entrepris avec du bouillon ensemencé de bacilles typhiques, le bouillon passé du vase

---

1. Arnould (J.). La stérilisation de l'eau (*Rev. d'Hyg.*, XV, p. 501, 1895).

2. *Hygienische Rundschau*, 1892, n° 23.

5. *Hygienische Rundschau*, 1893, n° 1.

4. Ueber die Durchlässigkeit der Chamberland'schen Filter für Bakterien (*Centralblatt für Bakteriologie*, XII, 7-8, 1892) — Voy. aussi : *Annales de micrographie*, IV, p. 559.

extérieur dans la bougie se montrait encore stérile après douze, quatorze, quinze et vingt-deux jours.

Les filtres *avec pression* ne donnaient plus sûrement une eau pure de germes au bout de quinze jours, quand on pratiquait la filtration *intermittente*. Lorsque la filtration fut *continue*, les bactéries apparurent dans l'eau filtrée, une fois au cinquième jour, la seconde fois le dixième jour. On s'était servi d'un filtre neuf qui filtrait assez rapidement pour que l'eau n'eût pas le temps de prendre la température de la chambre mais restât à celle de 15 degrés, moins favorable au développement des bactéries. La conclusion de l'auteur est que l'appareil Chamberland peut donner de l'eau pure de germes pendant au moins huit jours.

Kübler, à cette occasion, émit l'idée que si, dans les filtres *à pression*, de Freudenreich avait remarqué le passage des bactéries plus tard que lui-même, opérant avec des filtres *sans pression*, cela pouvait tenir à ce que, dans les premiers, le courant est assez rapide pour balayer les bactéries qui auraient traversé la porcelaine et les empêcher de se multiplier à l'intérieur des bougies. Lacour-Eymard (1) est, au contraire, d'avis que l'augmentation de pression, les chocs et coups de bélier, survenant dans la conduite qui dessert les filtres, chaque fois que l'on ferme un robinet de cuisine, de lavoir, ouvert jusque-là dans la même maison, peuvent concourir dans une large mesure au passage des germes dans l'intérieur des filtres. Ce savant ne paraît pas avoir tenu un compte suffisant de ce principe : que l'introduction du mycelium bactériel dans l'épaisseur de la porcelaine n'est pas un phénomène mécanique, mais est un acte biologique. Mais il a, une fois de plus, reconnu la perméabilité aux germes du filtre en question.

1. Recherches chimiques et bactériologiques sur les boues des filtres Chamberland (*Revue d'Hygiène*, XIV, p. 465, 1892).

D'ailleurs, Miquel lui-même semble revenu de ses appréciations optimistes d'autrefois. Il a déconseillé les filtres en porcelaine pour l'alimentation des écoles de Paris et, d'après un passage du *Bulletin municipal officiel* de Paris du 11 décembre 1892, reproduit par Vallin (1), a fait ressortir les chances d'infection de l'eau par multiplication des bactéries à travers la paroi des filtres. La rapidité de cette infection est soumise : 1° à l'action de la température; la saison chaude favorise la pullulation des bactéries; 2° à l'influence de la nature des eaux, plus ou moins favorables au développement des microphytes; 3° à l'influence de la pression. D'autre part, « la fragilité des filtres en porcelaine, la possibilité des fuites aux joints de caoutchouc, la variabilité du grain de la pâte filtrante, la difficulté de se rendre compte du fonctionnement sans recourir aux analyses bactériologiques, conseillent la plus grande prudence, l'emploi de précautions minutieuses dans l'usage habituel de ces bougies. »

Plus récemment, le même savant a fait connaître les résultats d'un nouveau contrôle des filtres en biscuit. Des filtres A, B, C, D, les deux derniers laissaient passer les bactéries au bout d'un temps variant entre moins d'une heure et deux jours. Les deux autres fonctionnaient sur la voie publique, dans les fontaines municipales, de juillet à septembre 1892. Ils ont donné les résultats suivants en moyenne (1) :

		Microbes par c.c.
Type A	Eau de Seine non filtrée	18,000
	Eau de Seine filtrée	38,870
Type B	Eau de Seine non filtrée	18,000
	Eau de Seine filtrée	1,000

1. *Revue d'Hygiène*, XV, p. 561, 1893.
1. MIQUEL (P.). Du pouvoir stérilisant des filtres en biscuit (*Annales de micrographie*, mars 1893, p. 138. Anal. in *Revue d'Hygiène*, XV, p. 560, 1893).

Ces chiffres se passent de commentaires. Un appareil à l'aide duquel une administration, croyant bien faire, offre au public une eau plus infectée que l'eau du fleuve trouvera difficilement grâce aux yeux des hygiénistes.

Sans doute, il est possible et il est nécessaire de *nettoyer les filtres* et d'enlever la couche de vase déposée à la surface extérieure des bougies, laquelle est un véritable milieu de culture pour les bactéries. Il est possible et il est nécessaire de *stériliser* l'appareil, à un moment donné, pour détruire la végétation bactérienne qui, malgré tout, a pu commencer à pénétrer dans l'épaisseur de la porcelaine.

Mais qui ne voit que ces opérations, praticables dans un laboratoire, constituent une énorme complication dans un ménage particulier ou, surtout, collectif, comme la maison d'éducation, les casernes, etc.? D'autant plus que la fréquence des nettoyages doit se régler sur la richesse vaseuse de l'eau, richesse variable selon les saisons, les crues ou les bas niveaux. A quel moment précis faudra-t-il intervenir, soit par la brosse, soit par l'eau bouillante, pour que les bactéries n'aient pas cultivé dans la vase et n'aient pas franchi la mince paroi de porcelaine? Jamais l'on ne pourra, à cet égard, procéder qu'au hasard. Je ne parle pas de la façon plus ou moins réussie dont peuvent être conduites ces opérations de nettoyage et de stérilisation entre les mains de gens qui n'en ont pas l'habitude, de serviteurs maladroits ou indifférents qui cassent les bougies ou les remontent de travers. Nous avons, personnellement, fait d'étranges constatations à ce sujet.

Lorsqu'on a à sa disposition une étuve à vapeur sous pression, le meilleur moyen et le plus sûr de stériliser les filtres en porcelaine consiste à les faire passer par cette étuve; mais il faut prendre soin de les démonter avec les plus grandes précautions, d'en enlever les caoutchoucs qu'on lave, qu'on brosse au sublimé, et d'éviter les chocs et les fêlures au cours de ces manipulations.

Aujourd'hui, il existe un *filtre-nettoyeur*, qui prouve l'ingéniosité et les bonnes intentions du constructeur, mais nous paraît un peu compliqué et ne pas devoir faire taire tous les scrupules (1). Il est, en particulier, assez difficile de le nettoyer lui-même, si j'en juge par le nombre déjà élevé des systèmes proposés pour y arriver le plus simplement et le plus sûrement (2).

Le nettoyeur adopté par le Ministère de la guerre français se compose de bougies Chamberland, disposées en cercle à l'intérieur d'un réservoir métallique étanche capable de recevoir de l'eau sous une pression de trois atmosphères. A leur partie inférieure, les bougies sont liées, au moyen de tubes de raccord en caoutchouc, à des tetons en bronze fixés sur un plateau de fond ; à leur partie supérieure, elles sont coiffées de calottes en caoutchouc surmontées de portées en ébonite qui s'encastrent dans des plates-bandes circulaires. Ce montage est assez élastique pour permettre un brossage énergique sans danger de cassure.

L'eau est amenée sous pression par un robinet placé en bas et sur le côté de l'enveloppe. Elle pénètre dans le réservoir par un tuyau horizontal et ensuite par un tube vertical placé dans l'axe de l'appareil. Elle traverse les bougies de l'extérieur à l'intérieur et est recueillie dans un collecteur placé sous le réservoir et muni d'une tubulure de déversement.

Le *nettoyeur* proprement dit comprend, branchés les uns sur les autres, un tube horizontal et des tubes verticaux percés de trous, dont le tube axial est indiqué plus haut. Ces tubes verticaux portent chacun deux frotteurs en caoutchouc

1. Voy. *Revue d'Hygiène*, XIII, p. 658, 1891, et XIV, p. 555, 1892.
2. Voy .Lacour-Eymard. Expériences sur le filtre Chamberland système Pasteur à nettoyeur mécanique, O. André (*Revue d'Hygiène*, XV, p. 486, 1895). — Du même. Le nettoyage des filtres Chamberland (*Rev. d'Hyg.*, XV, p. 906, 1895). — Guinochet (E.). Expériences sur le filtre Chamberland système André (*Archives de médecine expérimentale*, V, p. 646, 1895).

en forme d'Y, dont les petites branches sont alternativement en contact avec la surface extérieure des bougies. Les trous sont destinés à laisser passer l'eau en *jets cinglants* de l'intérieur des tubes contre les bougies.

Le tube vertical formant l'axe de cette sorte de peigne s'engage à frottement dans le plateau de fond. Il porte à son extrémité supérieure une partie filetée qui traverse un écrou taraudé fixé au couvercle et se termine au-dessus de ce couvercle par une manivelle. La manœuvre de cette manivelle imprime au nettoyeur un mouvement de rotation en même temps qu'un mouvement vertical descendant ou ascendant. Avant de faire cette manœuvre, on supprime la pression, pour la rétablir en vue du *rinçage*. Après celui-ci, on introduit dans le réservoir une poudre inerte dite d'*entretien* et, tous les deux mois, de la grenaille de liège. Dans de certaines occasions, il y a lieu d'exécuter un *nettoyage alcalin*, avec de la cendre de bois ou du carbonate de soude.

La *stérilisation* du nettoyeur doit se faire tous les six mois d'après l'Instruction, tous les dix jours d'après Lacour-Eymard. Pour le constructeur, elle s'exécute, après démontage du collecteur, à l'aide d'un réchaud à charbon de bois surmonté d'un manchon, d'une grille très spéciale fixée contre le fond du filtre et d'un couvercle attaché après le filtre. Cet « attirail » est un peu embarrassant, tout en restant dangereux pour l'appareil. On a tenté d'y substituer des coquilles en fonte que l'on charge de charbons incandescents et que l'on accroche contre la paroi du filtre pour rendre la stérilisation latérale. Mais Lacour-Eymard propose d'employer simplement l'*alcool* à 95 degrés, mélangé de son volume d'eau, qu'on laisse trois à quatre heures dans l'appareil; ou, si l'on craint que les gens de service ne boivent l'alcool, une *solution d'alun* renfermant 10 grammes de ce sel par bougie. Il paraît qu'en rinçant bien le filtre et en laissant perdre pendant les vingt premières minutes le liquide filtré, il ne reste plus trace d'alun dans l'eau. Guinochet ne trouve pas l'alun suffisamment antiseptique et lui reproche d'être incolore: il préconise le *permanganate de potasse*, caustique énergique et qui se voit. Il en faut 6 grammes pour un appareil de 50 bougies, de la contenance de 60 litres. Ce sel ne peut avoir aucun inconvénient, en raison de cette dilution et parce qu'il se transforme en bioxyde de manganèse insoluble. Du reste, après son action, on rince et l'on perd l'eau filtrée tant qu'elle présente encore une trace de coloration.

Tout cela est fort bien imaginé et j'admets qu'une eau qui a barbotté avec du caoutchouc et de la grenaille de liège, dans un appareil traité par la lessive de cendres, l'alun ou le permanganate de potasse, n'en rapporte que de bonnes qualités. Les bougies en porcelaine constituent un excellent appareil de filtration, et le nettoyeur mécanique leur rendra d'importants services, tant qu'il ne sera pas détraqué, son caoutchouc pas usé, etc. Cependant, en présence de cette complication et de ces efforts, je ne saurais m'empêcher de répéter le « *cæterum censeo* » par lequel Vallin termine tous ses articles sur la matière : « Il est de beaucoup préférable de capter et de distribuer des eaux de source assez pures pour qu'elles n'aient pas besoin d'être filtrées ».

Les travaux de Guinochet et de Lacour renferment, d'autre part, des détails intéressants. On y voit que, de deux bougies portant la même marque, l'une donne 200 litres d'eau en un jour, tandis que la seconde n'en fournit que 80. N'est-ce pas inquiétant au point de vue de l'égalité des pores de la porcelaine? Il ne faudrait pas aller loin dans cette voie pour trouver des bougies perméables aux germes. Il résulte encore des expériences de Guinochet que les nettoyages au caoutchouc et à la poudre d'entretien empêchent le débit des bougies de tomber aussi bas qu'il le ferait sans cette opération, mais non de se réduire de moitié en vingt-quatre heures et des deux tiers en cinq à six jours. La conclusion à en tirer est, sans doute, qu'une bonne part de la vase de l'eau pénètre dans les pores de la porcelaine et les obstrue, malgré le frottage des nettoyeurs. On conçoit, dès lors, que les bactéries se multiplient quand même dans la vase ainsi fixée.

Aussi, les deux savants s'accordent-ils à reconnaître au filtre Chamberland, quoique excellent au point de vue microbien, l'inconvénient « de laisser passer des microbes au bout d'un certain temps de fonctionnement ».

Par ailleurs, Guinochet croit, et nous sommes de son avis, que la pression n'y fait rien.

Il serait bien utile que des examens bactériologiques un peu fréquents fussent faits sur l'eau des installations de filtres en porcelaine, aujourd'hui si nombreuses en divers établissements publics et jusque dans les gares de chemins de fer. On pourrait y trouver de curieux renseignements sur l'efficacité réelle de ces appareils et sur la façon dont ils sont entretenus. Tant qu'il n'en sera pas ainsi, les services rendus par eux à l'état sanitaire des groupes ne seront qu'un article de foi et non une vérité scientifique.

Nous pouvons accorder ici une mention au *filtre d'argile* de W. Pukall (1), qui se distingue des autres par la dureté que la cuisson lui a donnée à dessein. L'inventeur a augmenté l'étendue de la surface filtrante en donnant au filtre la forme d'un ballon. Il suffit de plonger ce ballon dans le liquide à filtrer et de le mettre en rapport, par un tube recourbé, avec un récipient vide, pour que le liquide venant remplir le ballon par filtration de dehors en dedans passe dans le récipient sous l'influence d'une légère aspiration. C'est là un appareil de labora-

1. Voy. NORDTMEYER (H.). Ueber Filtration durch Filter aus gebrannten Infusorienerde (*Zeitschrift für Hygiene*, X, p. 144, 1891). — BITTER (H.). Die Filtration Bacterientrüber und eiweisshaltiger Flüssigkeiten durch Kieselguhrfilter (*Ibid.*, p. 155).

toire; mais il pourrait devenir un filtre domestique. Nous ne savons encore s'il stérilise plus exactement que les autres.

b. — On fabrique, en Allemagne, des filtres en terre d'infusoires (*Kieselguhrfilter*), suivant un procédé inventé par W. Berkefeld, de Celle, à qui appartient le mérite d'avoir su faire une pâte de la terre formée de cuirasses de diatomées des bords de la mer du Nord et d'avoir cuit cette pâte en bougies-filtres, analogues au filtre Chamberland (1). Les appareils livrés par le commerce portent même déjà avec eux leur nettoyeur, c'est-à-dire des brosses que met en mouvement une manivelle et qui dispensent de démonter le filtre.

Dès le début, Nordtmeyer, qui a beaucoup contribué à répandre les filtres en terre d'infusoires, annonçait que, comme les filtres Chamberland, ces appareils donnent de l'eau pure de germes assez souvent et pendant quelques jours; au bout de six à sept jours, l'eau filtrée par eux pouvait renfermer quelque 500 microbes par centimètre cube. Comme les bactéries qui avaient traversé la paroi du filtre ne l'avaient fait que par acte de végétation, il semblait à Nordtmeyer que les bacilles pathogènes, qui n'aiment pas l'eau et ont besoin de chaleur, ne passeraient jamais.

Le filtre Berkefeld est déclaré par Kübler bien supérieur au filtre Chamberland. Ç'a été aussi l'avis du docteur Prochnik, de l'armée hollandaise des Indes (2), de Lübbert, à Dresde, de Weyl (3), à Berlin. Ces derniers

1. Voy. Nordtmeyer. Ueber Filtration durch filter aus gebramten Infusorienerde *Zeitschrift für Hygiene*. X. p. 144, 1891). — Bitter. Die filtration Bacterientrüber und eiweisshaltiger Flüssigveiten duzch kieselguhrfilter. (*Ibid.* p. 155).

2. Mittheilungen über Versuche mit dem Dr Nordtmeyer-Berkefeld'schen Kieselguhrfilter *Congrès internat. de Londres* en 1891.

3. Die Kieselguhrfilter als Hausfilter (*Berliner Klin. Wochenschrift*, n° 25, 1892).

ne prétendent pourtant pas que ce filtre donne de l'eau pure de germes pendant plus de trois jours, cinq par exception. Kirchner (1), de Hanovre, pense qu'il faut en rabattre des éloges qui lui ont été décernés. Les modèles travaillant *sans pression* et opérant sur l'eau de distribution de Hanovre, qui est naturellement assez pure, ou bien n'ont jamais donné de l'eau parfaitement stérile, ou bien ne l'ont fournie telle qu'irrégulièrement. L'amélioration résultant du nettoyage à la brosse dure peu. Le *bacille rouge* de Fischer, introduit entre la bougie et le manchon métallique qui l'enferme, passa dès le premier jour; *Bacillus subtilis*, le quatrième jour. Les modèles *sans pression* ne donnèrent de l'eau stérile que le premier jour. Toutefois, ils opérèrent pendant plusieurs jours une notable réduction du contenu bactériel de l'eau. Pour répondre à l'allégation de Nordtmeyer, que les bactéries pathogènes sont probablement découpées par les bords tranchants des mailles du filtre, Kirchner fit passer par le filtre à manchon, sous une pression de 500 à 600 millimètres de mercure, 500000 bacilles cholériques par centimètre cube au bout de 24 heures de fonctionnement, 600 staphylocoques dorés en 25 heures, et un nombre incalculable de bacilles typhiques après 72 heures (température 17 degrés). Aussi déconseille-t-il formellement l'usage de ces appareils dans l'armée en temps de paix, estimant que l'adoption du filtre Chamberland dans l'armée française est une erreur.

Les bougies Nordtmeyer sont encore plus fragiles que les Chamberland. C'est un grave défaut, même à notre point de vue, puisque l'une des conditions à exiger d'un stérilisateur, c'est qu'il ne soit pas ruineux. Mais il est plus grave encore à ne considérer que la stérilisation elle-

1. Untersuchungen über die Brauchbarkeit der « Berkefeld-Filter » aus gebrannten Infusorienerde (*Zeitschr. f. Hygiene und Infectionskrank.*, XIV, p. 299, 1893. — *Ibid.*, XV, p. 179, 1893).

même. Il arrive, en effet, que des fêlures inaperçues existent dans certaines bougies remises en service et fournissent pendant quelque temps de l'eau qui n'est
absolument pas filtrée.

La conclusion de cet article peut donc être que les
meilleurs filtres ne sont pas, pour les usages domestiques, des stérilisateurs sur lesquels on puisse compter.

2º Stérilisation chimique. — Les procédés qui ap-
pliquent cette méthode y adjoignent presque nécessairement une action *mécanique*. Il semble, cependant, qu'on
doive lui conserver le titre que nous inscrivons ci-dessus,
parce que c'est l'intervention d'agents chimiques qui la
caractérise et qui a, pour l'hygiène, le plus d'importance.

Nous allons examiner quelques-uns de ces procédés,
qui sont comme une réapparition récente de pratiques
connues depuis longtemps, mais que l'on aurait pu croire
abandonnées.

a. — Le procédé de Babès, communiqué à l'Académie
de médecine par le professeur Cornil, le 12 juillet 1892,
emploie l'*alun*, ainsi qu'on le faisait depuis la plus haute
antiquité, notamment en Chine et en Indo-Chine, selon la
juste remarque de Vallin. On ne cherchait pas la *stérilisation* de l'eau, en ce temps-là et pour cause; mais on
l'obtenait tout de même, dans de certaines limites, en ne
poursuivant que la *clarification*.

Nous avons donné, antérieurement (1), un aperçu des
recherches de V. et A. Babès (2) sur la stérilisation de
l'eau par des substances chimiques, en remplacement des
filtres, si fréquemment convaincus d'impuissance. Les

---

1. La stérilisation de l'eau (*Rev. d'Hyg.*, p. 508, 1892).
2. Ueber ein Verfahren keimfreies Wasser zu gewinnen (*Central-
bl. f. Bakteriologie*, XII, 4, 1892. Anal. in *Hygienische Rundschau*,
15 décembre 1892).

auteurs se sont proposé d'obtenir la limpidité de l'eau et sa pureté bactériologique par l'emploi de substances précipitantes, incapables de lui communiquer des propriétés nuisibles et d'un usage peu dispendieux. Après divers essais, ils ont reconnu que l'addition à l'eau d'*alun en poudre*, ou de *craie* avec l'*acide sulfurique* ou le *sulfate de fer*, donne des résultats satisfaisants.

L'addition de 15 centigrammes d'alun à 1 litre d'eau rend celle-ci *presque* pure de germes. Cet état se maintient pendant quatre jours, l'eau étant au repos.

Avec 6 grammes de *craie* et 98 centigrammes d'*acide sulfurique* pour 2 litres d'eau, ou bien 25 centigrammes de *sulfate de fer* et 25 centigrammes de *craie* pour 1 litre, l'eau resta pure de germes pendant quatre à cinq jours. En outre, le dernier traitement développant de l'acide carbonique, elle en contracta une saveur plus agréable.

Il paraît, cependant, que l'on s'est arrêté au seul alun pour l'introduction du procédé dans les usages domestiques. On peut en juger par la description de l'*appareil du docteur Babès*, présenté par C. Paul à l'Académie de médecine (1). Cet appareil comprend :

1° Un cylindre en zinc, d'environ 20 litres de capacité, supporté par trois pieds en bois.

2° Dans l'intérieur du cylindre, un récipient à surface émaillée, en forme de tronc de cône.

L'intervalle compris entre le cylindre et le récipient sert à mettre de la glace si c'est nécessaire.

3° Un agitateur de forme hélicoïdale, percé de trous, maintenu en haut dans un couvercle, au moyen d'une manivelle qui permet de le faire tourner.

A la partie supérieure de cet agitateur se trouve une petite cupule pour mettre l'alun cristallisé qu'on doit mélanger avec l'eau.

4° Un robinet dont la prise d'eau intérieure se fait à 15 cen-

1. Voy. *Bull. Acad. méd.*, séance du 8 août 1893.

timètres au-dessus du fond de l'appareil, de façon à ne pas prendre l'eau du dépôt.

5° Une ouverture latérale destinée à évacuer l'eau qui reste, lorsqu'on nettoie l'appareil.

6° Un petit dé pour mesurer la quantité d'alun nécessaire à la stérilisation.

7° Enfin, un grand couvercle circulaire, recouvrant tout l'appareil.

Pour s'en servir, il faut : 1° Laver à l'eau bouillante ou à l'eau bouillie ; 2° remplir d'eau l'appareil ; 3° mettre dans la cupule de l'agitateur la quantité d'alun mesurée dans le dé, soit 4 grammes ; 4° tourner l'agitateur au moyen de la manivelle pendant dix minutes, de façon à opérer le mélange ; 5° retirer l'agitateur et mettre le couvercle ; 6° laisser reposer de dix-huit à vingt-quatre heures dans un endroit frais.

A ce moment, on peut se servir de l'eau, en ayant soin de laisser s'écouler d'abord un demi-litre dont on n'usera pas.

C. Paul a accompagné sa présentation d'un commentaire entièrement favorable. Lui-même a repris les expériences de Babès et reconnu qu'avec des doses d'alun, variant de 20 à 50 centigrammes par litre, on obtient toujours une eau absolument stérile et qui n'a pas le goût d'alun. L'eau dont il se servait était de l'eau de rivière renfermant de 1500 à 6000 germes par centimètre cube. Toutefois, la stérilisation ne durait que de quatre à six jours ; après cette époque, les colonies se développaient facilement dans la gélatine. Quant à l'eau qui avait subi l'action de l'alun dans l'appareil (20 centigr. par litre), elle a montré *fréquemment* une stérilisation complète, et ce n'est qu'à partir du troisième ou du quatrième jour qu'elle présentait des cultures.

Les restrictions que nous avons soulignées, « presque pure, *fréquemment* stérile », indiquent suffisamment que le procédé ne garantit pas encore absolument la stérilisation de l'eau. Du reste, il est clair que, si l'eau qui a paru stérile le premier jour cultive le troisième ou le quatrième jour, c'est qu'il y était resté au moins des spores, engourdies mais vivantes. Ce sont probablement des spores d'espèces aussi inoffensives que résistantes : mais il n'en ressort pas moins que, pour être rigoureusement exact, on ne saurait qualifier ce résultat de stérilisation.

Le procédé a encore, à nos yeux, d'autres torts ; mais il convient d'insister sur son échec vis-à-vis du but capital qu'il se proposait et qui devait, s'il était atteint, constituer ses titres à la confiance publique.

L'appareil Babès a été contrôlé à Vienne aussi, dans le laboratoire du professeur Gruber, par l'un de ses aides, Max Teich (1) : il n'a été trouvé rien moins que stérilisateur.

Une eau, faite d'un mélange de l'eau de distribution et de celle du Danube, traitée par des doses de 15 et de 30 centigrammes d'alun par litre, à des températures variables, a subi d'ordinaire une *diminution* notable de ses bactéries au bout de dix-huit heures, mais n'a jamais atteint à la *disparition* complète. En revanche, au bout de quarante-huit heures, le chiffre des bactéries était remonté à son taux primitif ; quelquefois même, il le dépassait.

Chose plus grave, les bacilles typhiques, soit dans l'eau distillée stérilisée, soit dans l'eau de distribution, résistèrent absolument à l'action de 30 centigrammes d'alun par litre et ne diminuèrent de nombre, d'un jour à l'autre, que dans les limites suivant lesquelles ils disparaissent progressivement et normalement dans toute eau naturelle. La preuve qu'ils n'étaient point tués, c'est que l'on en retrouvait un grand nombre, après soixante-douze heures, dans le dépôt formé au fond du vase, au milieu de 42 000 colonies par centimètre cube. Les vi-

1. Das Verfahren von Babes zur Gewinnung von keimfreiem Wasser (*Archiv für Hygiene*, XIX, p. 62, 1893).

brions du choléra, plus susceptibles, ne sont pas encore tous disparus après vingt-quatre heures du même traitement : mais ils sont tués après quarante-huit heures et l'on n'en retrouve aucun parmi les colonies du dépôt. A vrai dire, l'auteur pense que l'alun n'a agi sur ces vibrions que par l'acide carbonique qu'il met en liberté des carbonates alcalins ou alcalino-terreux.

C'est, du reste, pour l'usage, à peu près comme si l'alun ne tuait pas les vibrions cholériques ; car, il n'est guère possible d'attendre deux jours avant de consommer de l'eau suspecte, épurée par l'alun. C'est même déjà beaucoup que l'eau traitée par cet agent ne puisse être consommée avant dix-huit à vingt heures.

On remarque, dans les expériences de Max Teich, que la réapparition des bactéries après le traitement marche d'autant plus lentement que la température est plus basse. Ce qui s'explique sans peine. Peut-être que la recommandation, inscrite au prospectus, de faire reposer l'eau alunée *dans un endroit frais*, n'est pas étrangère au succès que la méthode a paru remporter aux yeux de quelques savants.

L'expérimentateur de Vienne a encore remarqué que la précipitation par l'alun est parfois lente à se faire et que des flocons nagent dans le liquide et jusqu'à sa surface, soit par le fait de leur légèreté propre, soit parce qu'ils sont soutenus par des bulles de gaz. Dès lors, même en laissant perdre le premier demi-litre de liquide, le consommateur reste exposé à boire des impuretés et des bactéries.

Il va sans dire qu'un faible choc, peut-être même l'action de tirer de l'eau du récipient, sont capables de remuer le dépôt du fond et de produire le même effet que la flottaison des flocons.

Finalement, après les expériences de Max Teich, il est probable que personne ne sera tenté de boire de l'eau suspectée de fièvre typhoïde ou du choléra et qui n'aurait reçu d'autre traitement que l'épuration par l'alun suivant la méthode de Babès. Peut-être même ne boira-t-on jamais d'une eau quelconque qui ait été additionnée de ce sel; car, aujourd'hui que le vulgaire lui-même ne redoute plus que les microbes et par-dessus tout les microbes pathogènes, à quoi sert-il de clarifier l'eau sans tuer les bacilles typhiques ou cholériques? Pour ce qui nous concerne, nous nous consolerons aisément de ce dédain. L'alun, aux doses proposées par Babès, est entièrement décomposé dans l'eau (Max Teich). Cependant, c'est rouvrir une mauvaise voie que d'introduire dans cette boisson des substances qui lui sont essentiellement étrangères. Il serait bien extraordinaire que la dose de 20 centigrammes d'alun par litre, dont il a été parlé à l'Académie, convînt pour toutes les eaux. Ne sera-t-on pas tenté de l'élever pour le traitement des eaux plus chargées de bactéries ou renfermant des bactéries plus redoutables que celles qui ont été mises en essai? Et où s'arrêtera-t-on?

b. — Une méthode contemporaine de la précédente et s'en rapprochant, quoique plus compliquée, est celle que Burlureaux a fait connaître à la même époque (1).

Elle consiste à traiter l'eau par une poudre *anticalcaire*, composée de *chaux* vive, de *carbonate de soude* et d'*alun*, en proportions un peu variables selon la nature de l'eau à épurer.

Pour les eaux qui contiennent plus de bicarbonate que de sulfate de chaux, l'anticalcaire doit renfermer :

Poudre de chaux vive.	9 parties.
— de carbonate de soude	6 —
— d'alun	1 —

---

1. Burlureaux. Épuration de l'eau de boisson (*Archives de médecine expérimentale*, IV, nᵒ 5, 1892).

Pour celles qui contiennent plus de sulfate que de bicarbonate :

Poudre de carbonate de soude. . . . . . 2 parties.
   —   de chaux vive. 5   —
   —   d'alun 1

Rapportée à 1 litre, la dose la plus favorable est de 1 centigr. 5 du mélange pour chaque degré hydrotimétrique. Mais, « dans la pratique domestique, lorsqu'on n'a pas les moyens de trouver le titre de l'eau, on peut procéder de la façon suivante : Dans un broc de 10 litres de l'eau à traiter, on ajoute 5 grammes d'anticalcaire, on agite et l'on goûte. Si l'eau n'a pas une saveur alcaline, on ajoute un autre gramme et ainsi de suite, jusqu'à ce que l'eau ait une saveur alcaline. En restant quelque peu au-dessous du chiffre ainsi trouvé, on aura obtenu la dose maniable. »

On estimera, sans doute, qu'il est heureux que les substances composant l'anticalcaire ne soient pas très toxiques et qu'elles aient toutes les chances du monde d'être décomposées ou neutralisées dans l'eau, du moment que la fixation de la dose de poudre est abandonnée au tâtonnement et à l'aptitude du palais des gens à percevoir la saveur alcaline. Ce qui est, du reste, un peu contradictoire de la différenciation de deux poudres entre lesquelles on ne peut choisir qu'après une analyse de l'eau.

Les phénomènes qui se produisent dans l'eau par l'addition de la poudre anticalcaire sont des *actions chimiques* dont l'essence est difficile à définir. Burlureaux ne cherche pas à les préciser. Il insiste sur ce point capital : que la poudre opère la *stérilisation* de l'eau. Avec 1 gr. 60 d'anticalcaire par litre d'eau de Vanne (peu riche en germes), on tue *à coup sûr* tous les microbes, même ceux que l'on a surajoutés à l'eau. Traitée par 1 gramme d'anticalcaire pour 1 litre, l'eau des drains de Gennevilliers (qui est relativement pure) « se montre *presque* stérile ».

Des épreuves accomplies sur de l'eau préalablement infectée de microbes pathogènes ont permis de constater que, vingt-quatre heures après l'addition de la poudre anticalcaire, on ne retrouvait plus aucun de ces microbes dans cinq gouttes de l'eau traitée.

Si la dose d'anticalcaire se trouve insuffisante pour tuer tous les microbes, insuffisante pour épurer au point de vue chimique, elle n'en produit pas moins, selon l'auteur, un effet utile en diminuant le nombre des colonies et en retardant leur développement. Les microbes, dans ce cas, *retrouvent parfois leur vitalité au bout de six jours*. Le plus souvent anéantis, les germes de l'eau peuvent n'avoir été que « stupéfiés » par le traitement chimique.

En d'autres termes, la stérilisation, ici encore, n'est pas certaine ni constante.

Il est regrettable, d'ailleurs, qu'on n'ait pas examiné, au point de vue bactériologique, le précipité résultant du *collage* qui est l'effet le plus sûr de ces agents minéraux.

Une partie des expériences de Burlureaux a été répétée devant nous, par le docteur Surmont, agrégé à la Faculté de médecine, et avec le même succès, sur l'eau de la distribution municipale de Lille. Cela ne nous paraît pas une raison de ne pas apercevoir les faiblesses du procédé, telles que Burlureaux lui-même les reconnaît, et de ne pas dénoncer son peu d'aptitude à être mis entre les mains de tout le monde. Nous renouvelons de plus, à son propos, l'expression de notre antipathie pour l'introduction d'alun dans l'eau de boisson, bien qu'en ajoutant 1 gramme d'anticalcaire à 1 litre d'eau, l'on n'y apporte que 6 à 7 centigrammes d'alun. Il est facile de se laisser entraîner à modifier les doses. Déjà, Burlureaux ajoute à la poudre ordinaire (2ᵉ formule) 1 gramme de sulfate de fer, quand il s'agit de traiter l'eau de Seine.

c. — Le *permanganate de potasse*, que nous avons vu précédemment intervenir dans la stérilisation des filtres, a été proposé pour la stérilisation directe de l'eau elle-même. Son emploi à cet effet a fait l'objet d'un important mémoire de Mlle Schipiloff (1), de l'Université de Genève, dont les conclusions ont été reproduites par les journaux français.

A la dose de 5 à 10 centigrammes par litre, le permanganate de potasse détruit, en l'oxydant, toute la matière organique contenue dans l'eau et, de plus, tue tous les organismes qui y vivent. Il est nécessaire d'obtenir une couleur rosée de l'eau, persistant pendant une demi-heure, pour être bien sûr que toute la matière organique a été brûlée. Il se forme alors un précipité brunâtre d'oxyde de manganèse, inoffensif; cet oxyde est même employé dans la thérapeutique de l'anémie, comme succédané du fer.

Mlle Schipiloff propose de stériliser par cet agent toute eau suspecte destinée aux usages alimentaires. Quand on s'est assuré que la couleur rose persiste, elle conseille d'ajouter à l'eau une petite quantité de sucre ou d'eau-de-vie (les deux vaudraient mieux, peut-être), pour transformer en oxyde de manganèse le petit excès de permanganate.

Quant au précipité, quoique inoffensif, on peut l'enlever en mêlant à l'eau un peu de braise de boulanger pilée au mortier et en filtrant ensuite sur un linge double. Le charbon retiendrait non seulement le précipité, mais encore les ptomaïnes qui pourraient se trouver en dissolution dans l'eau.

1. Schipiloff (Mlle C.). Nouveau procédé d'épuration de l'eau (*Revue médicale de la Suisse romande*, XII, p. 793, 1892).

Le permanganate de potasse coûte 1 franc le kilogramme ; le permanganate de soude, qui serait préférable au point de vue de la toxicité, 60 centimes. A 10 centigrammes par litre, on peut pour cette somme stériliser 10 mètres cubes d'eau.

L'auteur, qui paraît avoir fait l'emploi personnel d'une eau ainsi traitée, ne dit pas si elle a contracté un goût désagréable. Ses expériences ont prouvé que pas un germe vivant ne résiste à ces doses, pourtant si faibles de caméléon.

Il n'y a pas lieu de discuter beaucoup un procédé qui n'est pas encore entré dans la pratique. Il conviendra, sans doute, d'en contrôler l'efficacité. Nous ne dissimulons pas que nous avons quelques préventions contre lui, rien que parce qu'il est un procédé chimique. Au fond, il ne réalise pas la simplicité même, et, à première vue, ce ne peut être qu'un expédient des situations urgentes.

Guinochet a reproduit ces recherches dans une thèse récente (1), au point de vue du nettoyage des filtres à bougie de porcelaine. Il a conclu aux prescriptions suivantes : « 1° faire tous les jours un nettoyage superficiel par frottement ; 2° faire toutes les semaines (plus souvent seulement si l'eau est très impure) une stérilisation à froid au moyen d'une solution de permanganate à 1 pour 1000 ; 3° faire trois ou quatre fois par an un nettoyage à fond en faisant usage successivement d'une solution de permanganate à 5 pour 1000 et d'une solution de bisulfite de soude à 1 pour 20 ». L'auteur assure que dans ces conditions, l'eau filtrée sera sûrement privée de tout microbe, et les mêmes filtres pourront servir indéfiniment.

d. — Le professeur Dobroslavine, de Saint-Pétersbourg

1. Guinochet. Épuration, filtration et stérilisation des eaux potables. *Thèse de Paris*, 1894.

(1886), a conseillé la purification de l'eau par le perchlorure de fer et le carbonate de soude :

Perchlorure de fer. . . . . . . 50 centigrammes
Carbonate de soude 70   —

pour un seau d'eau de 12 litres.

Salkowski et Kirchner ont parlé du *chloroforme*, qui, à 50 pour 100, tue les bacilles typhiques en une heure. Il est facile, quand on a traité l'eau par cet agent, de s'en débarrasser par le chauffage du liquide (1).

Bornons-nous à cette simple mention.

Plus intéressantes et plus pratiques sont les tentatives faites en vue d'appliquer à la stérilisation de l'eau, au point de vue des germes pathogènes, la propriété qu'ont les acides, y compris les acides organiques, de détruire ceux des bacilles infectieux qui passent pour être les plus aptes à la véhiculation hydrique.

Se fondant sur les expériences de Koch et de Kitasato, qui ont démontré l'extrème sensibilité du bacille du choléra envers les acides, de Christmas (2) a institué une série d'essais desquels il résulte qu'une solution *d'acide citrique* à 8 pour 10 000 tue toujours les bacilles cholériques. L'auteur conseille, en temps de choléra, de préparer toutes les vingt-quatre heures l'eau nécessaire pour les soins du ménage. Dans un seau en porcelaine contenant 10 à 12 litres d'eau, on mélange 10 grammes d'acide citrique et on laisse dissoudre en bien remuant l'eau.

Malheureusement, le bacille typhique est plus résistant, et il n'est pas certain que ce microbe cède à une solution d'acide citrique à 1 pour 1000.

1. KIRCHNER (M.). Untersuchungen über die Einwirkung des Chloroforms auf die Bacterien *Zeitschr. f. Hyg.*, VIII, p. 465, 1890).

2. De l'acide citrique comme moyen de stérilisation de l'eau pendant les épidémies de choléra (*la Médecine moderne*, 1892, p. 577, et *Mercredi médical*, 12 octobre 1892).

Les recherches de Stutzer et Burri (de Bonn) ont mis en évidence l'extraordinaire pouvoir microbicide de l'*acide sulfurique* sur les vibrions du choléra. Une solution de cet acide à 0,05 pour 100 les tue en une heure. L'*acide phosphorique* est moins actif; il en faut de 0,05 à 0,08 pour 100 pour produire le même effet que le précédent (1). Stutzer (2) a profité de ces résultats pour proposer la désinfection des conduites d'eau à l'aide de l'acide sulfurique à 2 pour 1000. Il faut élever la dose en raison de la richesse de l'eau en sels calcaires.

Mais il faut encore se procurer ces acides, exécuter des préparations particulières, avoir des récipients spéciaux. Il est, vis-à-vis du choléra, une stérilisation plus simple et qui sera probablement plus agréable à tout le monde; c'est celle qui consiste à additionner l'eau d'un tiers de son volume de *vin*, selon le procédé dont le docteur Aloïs Pick (3) a démontré l'efficacité. C'est, d'ailleurs, par ses acides organiques que le vin possède cette propriété salutaire de tuer en cinq minutes, à cette dose, le vibrion du choléra.

Une solution de *tartrate de potasse* à 0,56 pour 100 à 20 degrés atteint au même effet en 10 minutes. Le *vinaigre* à 5 vol. pour 100, le *jus de citron* à 5 vol. pour 100, en font autant. Le thé et le café n'ont à peu près aucun pouvoir dans ce sens. L'auteur recommande vivement, en temps de choléra, la limonade de la pharmacopée autrichienne, à 4 pour 1000 d'acide. Si le choléra

1. STUTZER (A.) et BURRI (R.). Untersuchungen über die Bakterien der Cholera Asiatica (*Zeitschr. f. Hyg. und Infectionskrank.*, XIV, p. 9, 1893).

2. Versuche über die Einwirkung sehr stark verdünnter Schwefelsäure auf Wasserleitungsröhren zur Vernichtung von Cholerabakterien (*Ibid.*, p. 116).

3. Ueber die Einwirkung von Wein und Bier, sowie von einigen organischen Säuren auf die Cholera- und Typhus-Bakterien (*Archiv f. Hygiene*, XIV, p. 51, 1893).

est toujours apporté par véhicule liquide, on s'explique mal que les ivrognes soient si sévèrement frappés.

La *bière* pure jouit du même pouvoir que le vin au tiers avec l'eau.

Le bacille typhique, cette fois encore, résiste là où le vibrion du choléra succombe.

e. — Watt a proposé récemment d'ajouter à l'eau du perchlorure de fer, puis de l'eau de chaux ou une solution de carbonate de soude. Il se produit ainsi de l'oxyde de fer qui, en se précipitant, non seulement englobe les matières en suspension, mais encore jouit, comme on le sait, de la propriété de brûler les matières organiques et par conséquent les microbes. Il faut agiter vivement le mélange pour obtenir un dépôt plus facile à filtrer. On laisse déposer et on filtre.

L'auteur se serait assuré que ce procédé débarrassait l'eau des microbes qu'elle renferme. Après avoir fait le mélange, il filtrait l'eau sur du simple papier à filtre, préalablement stérilisé. L'eau ainsi traitée, introduite dans les milieux nutritifs, n'aurait donné naissance à aucune culture[1].

5° Stérilisation de l'eau par la chaleur. — Comme pour le lait, on distingue la stérilisation à 100 degrés et la stérilisation au-dessus de 100 degrés.

Stérilisation à 100 degrés. — « Tous les germes pathogènes connus, y compris leurs spores, sont détruits en dix à quinze minutes par l'eau bouillante. » Ce principe est la base de toutes les recommandations et de toutes les instructions qui ont paru depuis une quinzaine d'années à l'effet de rendre saines par la chaleur les eaux suspectes, en cas d'épidémie de fièvre typhoïde, de choléra, de dysenterie.

---

1. *Bulletin médical,* avril, 1894.

Ces recommandations sont absolument rationnelles. Cependant, on voit souvent échouer l'usage de l'eau cuite à 100 degrés, et les hygiénistes se déshabituent peu à peu de la prescrire. Il y a, de cet échec, plusieurs raisons dont aucune ne touche à l'aptitude parfaite de l'ébullition à tuer les microbes pathogènes.

La raison que tout le monde met en avant, c'est que l'eau cuite manque de charmes, à moins que l'on n'y pourvoie expressément, et que les intéressés n'en boivent pas ou que le moins possible. R. Koch pense que tel a été le cas des pensionnaires de Nietleben, à qui l'eau bouillie avait été prescrite depuis l'été de 1892 et qui eurent le choléra en janvier 1893, sans que les ordres donnés eussent été retirés. Nous sommes en possession de quelques indices tendant à prouver qu'il en est de même en France, de la part des détenus des prisons civiles, à l'égard de certaine tisane qu'on leur distribue en été et à laquelle des hygiénistes distingués ont rapporté l'immunité de ces établissements au milieu d'une population libre éprouvée par la fièvre typhoïde. Dans les casernes, on a souvent donné l'ordre de n'introduire dans les cruches des chambres que de l'eau bouillie, et l'ordre a été militairement exécuté. Mais l'on ne peut qu'*offrir* aux hommes; on ne saurait les *obliger* de boire. Beaucoup s'abstiennent, à la caserne, et vont boire en ville; à la vérité, pas toujours de l'eau. Cependant, c'est encore dans les casernes que la prescription de ne consommer que de l'eau bouillie est le mieux respectée. Elle l'est même parfois rigoureusement, quand une épidémie a duré un mois ou deux et que l'horreur sacrée de l'eau, suivant le mode moderne, est entrée dans la chair des soldats. A ce moment, la population civile ne boit plus que des eaux minérales. Cela ne fait pas toujours cesser la fièvre typhoïde.

Une autre raison, c'est que les récipients à eau bouillie

sont placés dans des conditions telles que le réensemencement de leur eau est facile, sinon fatal. Je me figure que les cruches des soldats, mal ou point couvertes, séjournant dans des chambres où il y a eu des typhoïsants au début, où il y en a même encore, échappent difficilement aux poussières typhogènes que le mouvement incessant des hommes dans ces locaux fait flotter dans leur atmosphère. Au cours d'une épidémie de ce genre, il y a de ces poussières un peu partout, et c'est pour cela qu'on trouve le bacille typhique dans l'eau, le lait, etc. C'est probablement la même chose de la part du choléra. Il y a une circonstance malheureuse, dans cet ordre d'idées; c'est que, dans la conviction que l'eau bouillie a perdu ses gaz et que ceux-ci sont absolument nécessaires au rôle physiologique de l'eau, on a soin d'agiter, ou tout au moins d'exposer à l'air le liquide bouilli, afin de lui faire reprendre les gaz qu'il a perdus. Que l'on fasse cette opération pendant qu'il est encore chaud, et l'air ne manquera pas de remettre des germes spécifiques dans ce bouillon à température favorable et débarrassé des saprophytes qui pourraient gêner les bacilles pathogènes.

Nous pouvons ajouter une troisième raison, qui ne touchera guère les écoles de notre époque: à savoir que la fièvre typhoïde et le choléra se propagent encore par d'autres véhicules que l'eau de boisson.

L'eau, qui passe pour ainsi dire naturellement par les trois états, solide, liquide ou gazeux, ne s'altère pas essentiellement sous l'action de la température de 100 degrés; elle perd de la matière organique, en particulier des ferments solubles, des gaz et des matières terreuses, l'expulsion d'une part de l'acide carbonique libre entraînant la précipitation des carbonates de chaux et de magnésie. Le consommateur la trouve *lourde* et *fade*, et ce n'est pas tout à fait à tort que l'on a attribué ces qualités fâcheuses à la perte des gaz dissous et des matières salines. Cependant, comme l'a établi Guinard (cité par A.-J. Martin), la perte de gaz et de sels terreux, même après une ébullition prolongée, n'est pas complète; elle est même moins considérable qu'on ne le croit généralement. Au fond, le rôle de l'eau est d'introduire de l'eau dans l'organisme, rien de plus. C'est la respiration qui est chargée d'y introduire de l'oxygène, et ce sont les aliments à qui il incombe d'y apporter des sels minéraux. La légèreté et la saveur agréable, qui est surtout due à la fraîcheur, ne sont que des qualités extérieures de l'eau; leur absence ne compromet pas la nutrition.

Et puis, il est possible de restituer de l'air à l'eau bouillie; il suffit de la refroidir au contact de l'air, dans un endroit frais et non fréquenté, pour lui éviter la chute des poussières. Ch. Tellier a imaginé, pour accomplir cette réoxygénation, une pompe à air qui pourrait faire partie du matériel d'une habitation collective, mais n'est pas nécessaire dans un ménage.

On accélère le refroidissement en faisant passer l'eau, après ébullition, par des tubes de métal continuellement arrosés d'eau froide, ainsi qu'il a été pratiqué, à la Maison de Nanterre, pendant le choléra (1892).

En réalité, l'eau qui a bouilli à l'air a contracté quelque chose de plus qu'une saveur fade; elle a pris, d'ordinaire, un fumet et un goût empyreumatiques qui en font une boisson très dénuée de charmes. Nous avons toujours conseillé, quand nous prescrivions l'eau bouillie, de la présenter aux soldats sous forme d'infusion légère de café, de thé, de tilleul, froide ou même chaude. Les Chinois de Pékin, où l'eau est détestable, se trouvent très bien, assure Morache, de boire toute la journée et en toute saison du thé brûlant qu'on vend partout dans les rues. C'est un moyen de dissimuler entièrement le fumet de l'eau cuite, qui n'en est pas moins inoffensive.

A vrai dire, c'est là une ressource des moments critiques et un usage qui ne peut être que temporaire, dans nos casernes, où les ustensiles de cuisine ne sont pas à profusion et où la dépense de charbon devient rapidement onéreuse. Mais nous entendons bien qu'il en soit ainsi et que jamais les villes n'offrent en permanence aux soldats autre chose que de l'eau de source ou de nappe profonde.

Dans ces conditions, les ménages particuliers ou collectifs peuvent, en temps d'épidémie d'une maladie qui pénètre par les voies digestives (fièvre typhoïde, choléra, dysenterie), faire cuire leur eau dans n'importe quelle marmite, pourvu qu'elle soit propre, presque remplie et pouvant fermer, afin que la température de 100 degrés, ou très approchée, soit atteinte dans tout l'intérieur de ce récipient.

Les troupes sont autorisées, en pareil cas, à faire usage du *percolateur*, dont la destination habituelle est la confection du café. Il est à notre connaissance qu'un régiment recevait son eau bouillie, moyennant une légère rétribution, d'un établissement de bains de la ville où il était en garnison. Peut-être n'est-il pas prudent de s'en rapporter, en fait de stérilisation, aux soins d'un industriel qui travaille sans contrôle.

L'épidémie de choléra de 1892 a fait surgir un assez grand nombre d'appareils qui ont pour but de stériliser l'eau à 100 degrés ou approchant pour l'usage de simples ménages. Tous reposent sur le principe de l'*échange de température* entre l'eau chaude en courant descendant et l'eau froide en courant ascendant. En d'autres termes, l'eau chaude, avant de sortir de l'appareil, rend sa chaleur à l'eau froide qui arrive; d'où économie de combustible et réalisation rapide du refroidissement de l'eau cuite, qu'il faut obtenir dans tous les cas. Nous avons décrit deux de ces appareils dans la *Revue d'hygiène* (1).

1. Arnould (J.). La stérilisation de l'eau (*Rev. d'Hyg.*, XV, p. 501, 1893).

Le « stérilisateur d'eau » de Joseph Strebel, de Hambourg, se compose de deux cylindres creux, concentriques, laissant entre eux un espace annulaire qu'un troisième cylindre, en fer laminé, divise en deux compartiments. L'eau froide, *à purifier*, arrive par en bas dans le compartiment interne ; quand elle a bouilli, elle passe, stérilisée, par-dessus le bord de la cloison, dans le demi-espace externe, d'où elle est conduite dans son réservoir de consommation. A la faveur de la minceur de la cloison métallique, l'eau froide s'échauffe déjà en montant au voisinage de l'eau chaude, et celle-ci se refroidit en descendant à côté de l'eau froide. Les surfaces de chauffe sont, à la partie supérieure du cylindre intérieur, multipliées par des tubes transversaux. Une conduite de gaz, pénétrant par la partie inférieure, vient alimenter un brûleur sous toutes ces surfaces. Une couche isolante enveloppe tout l'appareil, sauf aux points de passage des conduites diverses. L'arrivée de l'eau et celle du gaz se règlent automatiquement.

Cet appareil donne 100 litres d'eau stérilisée par heure et dépense 7m³,50 de gaz pour 1 mètre cube d'eau.

Le Dr H. Schultz (1), de l'Institut d'hygiène de Rostock, a donné, du *stérilisateur d'eau* de Werner v. Siemens, une description à laquelle nous empruntons les traits suivants. Une marmite à couvercle reposant sur un réchaud à gaz est en rapport par deux tuyaux horizontaux avec un réservoir de refroidissement et de préchauffement (échangeur), debout à son côté droit. Le tuyau horizontal supérieur amène l'eau à stériliser et se recourbe jusque vers le fond de la marmite. Le tuyau horizontal inférieur évacue l'eau stérilisée chaude sur l'échangeur. Au côté droit et à la partie inférieure de celui-ci, sont

1. Ueber den Wasserabkochapparat des Geheimrath Dr Werner von Siemens (*Zeitschrift f. Hygiene und Infectionskrank.* XV, p. 206, 1893).

branchés deux autres tuyaux; le plus inférieur est le tuyau d'amenée de l'eau froide; il reçoit, à la hauteur du couvercle de la marmite, un petit branchement de la conduite municipale et se prolonge au-dessus, suffisamment pour servir d'*indicateur* d'afflux de l'eau. L'autre est le tuyau d'écoulement de l'eau stérilisée et refroidie.

D'après les prospectus, ce stérilisateur consomme, à l'heure, 55 décimètres cubes de gaz d'éclairage sous la pression de 25 millimètres dans la conduite, et fournit 56 litres d'eau à 54 degrés, la température ambiante étant à 17°,50. Si l'on veut se borner à 20 litres à l'heure, l'eau obtenue sera à 27°,50.

Nous ne connaissons, naturellement, pas l'appareil de Siemens. Mais il nous intéresse parce qu'il est visiblement construit à l'intention des ménages. L'intérêt que lui a témoigné Schultz s'explique aisément, pour la même raison.

On doit à ce savant d'avoir contrôlé, à l'égard de l'appareil Siemens, les promesses du prospectus. De ses recherches, il résulte qu'il est généralement nécessaire de modérer d'abord l'afflux de l'eau dans le tuyau d'amenée, de limiter l'ascension de l'indicateur au quart pour ne lui permettre qu'insensiblement d'arriver aux trois quarts de la hauteur qu'il peut parcourir. Sans cela, l'eau ne subirait pas assez longtemps, dans la marmite, la température de l'ébullition pour arriver à être stérilisée. D'ailleurs, il est nécessaire de régler aussi l'arrivée du gaz et de la rendre indépendante des variations de pression dans ses conduites. Dans les meilleures conditions, l'eau est soumise à la température de 100 degrés pendant sept minutes et demie. Les cultures pratiquées avec cette eau prouvèrent que le procédé « tue les germes », comme l'annonce le prospectus, mais non qu'il fournit de l'eau stérile. Les échantillons pris au robinet de sortie de l'eau refroidie donnèrent, en effet, toujours quelques colonies.

Cela ne prouve en aucune façon que les bacilles du typhus ou du choléra ne seraient pas détruits dans le stérilisateur Siemens. On peut même être certain que cette destruction s'accomplirait. Un reproche à faire au procédé, c'est de ne pas fournir une eau suffisamment fraîche en été.

On brûle moins de gaz quand on opère avec un faible afflux d'eau et qu'on ne stérilise que 20 litres par heure. Mais on peut débuter avec deux brûleurs, augmenter peu à peu l'afflux d'eau jusqu'aux trois quarts et même au complet, et éteindre alors l'un des becs de gaz.

Stérilisation au-dessus de 100 degrés. — Parmi les stérilisateurs d'eau nés de la crainte du choléra en 1892, il en est un qui travaille à 105 degrés, mais qui ne prétend, en somme, détruire que les microbes dangereux. Il peut donc être considéré comme la transition entre les appareils qui fournissent la température de 100 degrés, et se bornent à tuer les bacilles pathogènes et ceux qui recherchent les températures très élevées auxquelles aucun microbe ne résiste plus : C'est le stérilisateur de David Grove (de Berlin).

L'appareil a l'aspect d'une chaise de cuisine. Sous le siège se trouvent des tuyaux accouplés, en étain pur, disposés horizontalement, qui constituent l'échangeur de température. Sur le dossier sont fixés les conduites diverses et les autres organes indispensables. L'eau est chauffée à 105 degrés par un brûleur à gaz, à flammes multiples, dans un « chauffeur rapide », tuyau à ailettes enfermé dans un cylindre. La température est indiquée par un thermomètre qui plonge dans un petit réservoir cylindrique, disposé au-dessus du chauffeur et destiné, en outre de ce rôle, à égaliser la pression dans les conduites. A côté du thermomètre, se trouve un disque portant une manivelle par le jeu de laquelle est dirigé le fonctionnement de l'appareil, lequel est peut-être un peu compliqué pour être confié à des domestiques.

Ce stérilisateur fournit 100 litres à l'heure d'une eau refroidie à 17°,5. Pour 1 000 litres, la dépense n'est que de 4 mètres cubes de gaz d'éclairage coûtant, à Berlin, 15 centimes le mètre.

Nous n'avons aucune donnée sur le degré auquel l'appareil de David Grove remplit le but qu'il se proposait. Il semble cependant qu'il doive assurer la destruction des microbes pathogènes, si l'occasion s'en présente : ce qui est le point capital.

L'eau naturelle ne laisse pas que d'être un milieu de culture assez propice, au moins pour les bactéries banales, dont quelques espèces sont absolument chez elles dans ce liquide. On sait qu'une carafe d'eau, même de bonne qualité, ne renfermant qu'une proportion modérée de germes au moment où elle est puisée, s'enrichit rapidement d'organismes, dès qu'elle est abandonnée, à une température douce. En quelques heures, le chiffre des germes a décuplé. Cela n'est probablement pas indifférent au regard de la salubrité de l'eau; il viendra même un moment où celle-ci prendra les caractères de la putridité. Mais, au moins, cette eau ne subit pas d'abord, comme le lait, des modifications qui la rendent impropre à remplir son office. Rien n'oblige à la conserver en des récipients, du matin au soir, comme on conserve le lait entre deux traites. Il est facile, et c'est une coutume saine et propre à adopter, de ne puiser l'eau qu'au moment du repas et de renvoyer aux lavages celle qui est restée du repas précédent, bien que, selon la professeur Max Gruber (1), les saprophytes dans l'eau ne signifient rien, même ceux qui liquéfient la gélatine.

Il est certain d'ailleurs qu'une eau qui a bouilli à 100 degrés pendant dix minutes s'est débarrassée de la

1. Die Grundlagen der hygienischen Beurtheilung des Wassers (*Deutsche Vierteljahrsschrift für öffentl. Gesundheitspflege*, XXV, p. 415, 1893).

plupart de ses saprophytes, en même temps qu'elle perd tous les microbes pathogènes qu'elle pouvait recéler. Les espèces qui résistent à la température de 100 degrés ne sont pas extrêmement nombreuses dans l'eau: celle qui persiste le plus ordinairement est l'inoffensif *bacillus subtilis*; encore disparaît-il en temps que végétal parfait, et faut-il un certain temps à ses spores pour se réveiller de leur engourdissement.

Il semblerait donc que les appareils stérilisant à 100 degrés dussent donner satisfaction à toutes les exigences et à tous les scrupules. On n'en a pas jugé ainsi en France, et, après des études de plusieurs années, nos ingénieurs sanitaires nous ont dotés d'un appareil qui stérilise l'eau à 120 degrés (au moins), c'est-à-dire à 5 degrés de plus que la température à laquelle Miquel a déclaré que l'eau, au bout d'un quart d'heure, se montre rigoureusement privée de tout germe.

Cet appareil porte le nom de *stérilisateur d'eau sous pression*. Il a été décrit par Lesieur (1) et, d'après celui-ci, par A.-J. Martin (2). Sa construction repose toujours sur le principe de l'échange de température; mais ce qui la caractérise, si nous avons bien compris, c'est que, après avoir parcouru l'échangeur dans le sens ascendant, l'eau pénètre à 100 ou 110 degrés dans une chaudière qui la porte à 120 degrés, et d'où elle repasse par l'échangeur dans le sens descendant pour se refroidir (nos renseignements ne nous permettent pas de dire à quel degré).

On a ajouté à l'ensemble un *clarificateur* en silex concassé, pour éclaircir complètement l'eau stérilisée et froide.

1. La stérilisation des eaux par la chaleur au point de vue de l'alimentation publique (*Thèse de Paris*, 1892).

2. La stérilisation des eaux par la chaleur (*Revue d'hygiène*, XIV, p. 597, 1892).

Il existe, de cet appareil, un modèle monté sur chariot à la façon des étuves locomobiles, et qui peut donner 400 litres à l'heure. On a pu lui faire suivre les troupes, un jour de revue du 14 juillet. Il serait désirable qu'il en fût de même quand les troupes seront en campagne, dût-on simplifier notablement le système et le mécanisme.

Cette machine a encore été expérimentée au camp de Satory, lors du concours de tir de l'armée en réserve et de l'armée territoriale. Le Ministère de la marine en a fait disposer une autre, à la fin de 1891, au deuxième dépôt de la division des équipages de la flotte, à Brest.

Enfin le *Comité consultatif d'hygiène publique* de France, sur le rapport d'Ogier, a approuvé le projet de la ville de Parthenay (Deux-Sèvres) d'installation d'appareils stérilisateurs pour traiter l'eau de boisson fournie par elle à ses habitants. La ville de Parthenay (5 800 hab.), paraît-il, ne trouve pas autour d'elle de source assez abondante ou assez rapprochée pour qu'elle puisse faire la dépense d'une amenée d'eau de cette provenance. Obligée de s'abreuver à la rivière infectée du Thouet, elle a résolu de faire passer par les stérilisateurs à 125 degrés l'eau alimentaire, en ménageant une deuxième canalisation pour le lavage des rues, l'arrosage des jardins, etc. L'achat des appareils coûtera 530 000 francs, et l'eau alimentaire reviendra à 0 fr. 55 le mètre cube (1).

Quelques-uns ont paru trouver que ce n'est pas bon marché : ainsi E. v. Esmarch, qui a rendu compte du travail d'Ogier dans *Hygienische Rundschau*, et J. Rochard, qui calcule que, pour Paris, le système reviendrait à 27 575 000 francs par an. Les machines s'useront d'ailleurs; il faudra les réparer, les remplacer un jour.

1. Ogier. Projet d'alimentation de la commune de Parthenay en eau stérilisée (*Annales d'hygiène publique*, octobre 1892).

Si Parthenay est très disgraciée au point de vue des sources, était-il également impossible de s'adresser à la nappe profonde?

La fièvre typhoïde, assure-t-on, qui sévissait depuis trois mois sur la division des équipages de la flotte, à Brest, a diminué considérablement depuis l'installation des appareils stérilisateurs. Nous n'avons aucune raison de contester le rapport qu'on veut établir entre les deux faits. Mais il n'était certainement pas nécessaire de chauffer l'eau à 125 degrés pour arriver à ce résultat, puisque les germes typhogènes succombent à moitié moins. La chaleur, c'est du charbon, et le charbon c'est de l'argent. Ne serait-il pas prudent de conserver pour quelque autre œuvre de salubrité celui qu'on dépense ici en trop, sans autre résultat que de faire croire au public que l'hygiène coûte très cher? Comme c'est d'ailleurs souvent la vérité, il conviendrait de ne révéler ce côté fâcheux qu'à bon escient et de se borner, quand c'est une garantie suffisante, au chauffage à 100 degrés qui exige moins de charbon et des machines moins compliquées que les nouveaux appareils.

Personne n'a montré l'utilité de ce surchauffage de l'eau. Il ne s'agit pas d'un résultat sanitaire, mais d'un résultat bactériologique, la *stérilisation absolue*. C'est intéressant au point de vue scientifique; à tout autre égard, nous n'en avons que faire. A la rigueur, je l'admettrais pour l'eau que les chirurgiens emploient à laver les plaies; il paraît, du reste, qu'on leur en fait. Mais quel avantage les voies gastro-intestinales peuvent-elles retirer de la disparition du *bacillus subtilis*? Notez qu'il est impossible, entre la machine et l'estomac du consommateur, de ne pas remettre un peu à l'air cette eau si exactement stérilisée. Et voilà que le *bacillus subtilis* y rentre comme chez lui, et qu'on retrouve aisément, dans l'eau sortie des appareils, de 500 à 7 000 colonies par centimètre cube, bactéries banales, jusqu'à ce qu'il s'en présente d'autres. D'autant plus qu'à Brest, on reçoit l'eau stérilisée dans un réservoir de distribution en tôle, et que Parthenay a l'intention d'en faire autant.

Dans ces derniers temps on s'est préoccupé de produire, à un prix relativement modéré, de l'eau ainsi stérilisée, qui puisse être livrée en bouteille comme eau de table. L'intérêt des procédés employés à cet effet, avec les stérilisateurs de Rouart, Geneste et Herscher, réside surtout dans les précautions prises pour que l'embouteillage soit exécuté de telle sorte qu'aucun germe, même atmosphérique, ne puisse pénétrer dans la bouteille par le fait de cette opération délicate. Galante (1) a décrit le procédé, qui consiste essentiellement dans l'embouteillage dans une chambre hermétiquement close, et où l'on a poussé la précaution jusqu'à ne la faire communiquer avec l'extérieur que par de grandes manches en caoutchouc dans lesquelles s'engouffrent du dehors les mains et les bras des ouvriers. Les bouteilles sont reçues dans cette chambre pleines d'eau acidulée ; elles y sont vidées puis remplies d'eau stérilisée amenée directement de la machine ; le bouchage s'y fait également : tout cela est fort ingénieux et moins compliqué qu'on se l'imagine au premier abord. En tout cas, les précautions de ce dispositif sont à retenir alors que l'attention vient d'être appelée à l'Académie de médecine, par Moissan et Grimbert (2), sur l'infection microbienne d'un grand nombre de bouteilles d'eaux minérales médicamenteuses ou de table, du fait de l'insuffisance des précautions prises pour leur embouteillage.

1. Galante. L'eau stérilisée et son embouteillage (*Revue d'hygiène*, 1894, p. 363).

2. Moissan et Grimbert. Recherches bactériologiques sur l'eau de Seltz et sur les eaux minérales en bouteilles (*Bulletin de l'Académie de médecine*, 1894, p. 298).

Nous ne marchandons pas aux ingénieurs sanitaires les hommages dus à leur zèle et à leur talent. Mais cela ne saurait nous empêcher de croire que les stérilisateurs d'eau à haute pression sont un effort au delà du but, par conséquent du temps et de l'argent perdus.

APPRÉCIATION DES PROCÉDÉS DE STÉRILISATION DE L'EAU. — Il résulte, des développements dans lesquels nous sommes entré, que les meilleurs des filtres ne sont pas absolument impénétrables à tous les germes ; que tous sont exposés à se laisser traverser par les bactéries par acte de végétation, et surtout à éprouver des accidents qui les rendent encore plus infidèles qu'ils ne le sont par nature. Il est probable cependant qu'ils rendent des services. Je ne sais s'il faut leur attribuer une part de la rareté de la fièvre typhoïde et du choléra à Berlin et à Londres, ou s'il ne convient pas plutôt d'en faire le procès pour avoir si longtemps autorisé l'approvisionnement des villes à des fleuves. Mais cette immunité relative des deux capitales les protégera, sans doute, quelque temps encore.

Les rapports mathématiques ne sont guère à leur place en étiologie. Cependant si, avec R. Koch, on fait honneur aux filtres à sable de l'immunité cholérique d'Altona en 1892, il sera juste d'attribuer à leur insuffisance l'épidémie de la même ville en 1893 : ce que le maître allemand ne conteste pas, du reste, sauf qu'il y voit autre chose qu'un défaut intrinsèque à l'appareil. De même on peut, avec le Ministère de la guerre français, admettre que les filtres Chamberland ont décidé l'abaissement qui s'est produit depuis 1888 dans la mortalité typhoïde de l'armée ; mais comme en 1886-1887, alors qu'il manquait des filtres pour 245 000 hommes, il y a eu une moyenne de 864 décès typhiques, et qu'en 1891, alors qu'il ne manquait plus des filtres que pour 45 000 places de casernement, il y a encore 534 décès, il est équitable de reconnaître que l'imperfection des filtres est la cause pour laquelle les décès sont loin de diminuer dans la même proportion que les bougies de porcelaine augmentent.

Autant dire qu'il faut trouver mieux. Cependant, *en attendant*, il convient de ne pas méconnaître les services des filtres et de se rendre compte de la nature de ces services.

Ils diminuent, le cas échéant, le nombre des bactéries pathogènes dans l'eau. Il n'est pas indifférent pour le consommateur d'ingérer 1 bacille typhique par centimètre cube d'eau ou d'en ingérer 1 000. Les virus ne sont pas un pur dynamisme.

Ils diminuent le nombre des bactéries dites banales, et nous croyons que c'est encore un bienfait, quand il s'agit des eaux de fleuve atteintes par les déjections humaines. Il y a, parmi les bactéries banales de ces eaux, des microbes auxquels des événements récents ont donné une physionomie singulièrement suspecte. Les retenir sur un filtre, ne fût-ce que 1000 contre un, équivaut presque à séparer des bactéries pathogènes. D'autres organismes sont destinés à entrer, avec les germes infectieux, en une collaboration redoutable. La défense n'a pas notablement changé de caractère par rapport au cas précédent.

Il est à noter que les bactéries pathogènes disparaissent spontanément de l'eau en quelques jours, et que les autres, y étant chez elles, y vivent et s'y multiplient indéfiniment.

La plupart des filtres oxydent une bonne part de la matière organique en solution dans l'eau. Cette matière inspire moins de crainte aujourd'hui qu'autrefois; cependant, à supposer qu'elle ne renfermât jamais d'éléments toxiques, ce qui n'est pas certain, on ne saurait douter que ce ne soit une malpropreté. En diminuant celle-là et en retenant, sous forme de vase gluante au pourtour des bougies, la matière organique qui était en suspension, les filtres employés à l'heure actuelle font de l'*eau propre*. C'est un point considérable, non seulement pour les agréments extérieurs de l'eau, mais encore et surtout vis-à-vis de l'intégrité de la muqueuse gastro-intestinale. Il y a longtemps que nous avons accusé la malpropreté banale de l'eau de provoquer le catarrhe gastrique ou intestinal si favorable, s'il n'est tout à fait nécesaire, à l'implantation des germes de la fièvre typhoïde et du choléra. Nous avons d'autant moins de raisons de changer d'avis que l'importance du catarrhe intestinal préalable vient encore d'être proclamé sur tous les points à propos du choléra de 1892.

A l'égard des qualités extérieures de l'eau, la *stérilisation par la chaleur* est inférieure au filtrage. Ses côtés faibles sont assurément la fadeur et le fumet empyreumatique de l'eau cuite. Je n'ai pas entendu dire que l'eau stérilisée sous pression à 125 degrés échappât à ces inconvénients, auxquels on pourra, sans doute, trouver un remède ou un correctif. Au point de vue bactériologique, c'est-à-dire en ce qui concerne la stérilisation même, elle est infiniment supérieure aux filtres, et l'on n'a nul besoin de dépasser pour cela la température de 100 degrés, à laquelle tous les microbes pathogènes succombent et la plupart des saprophytes avec eux. Les conditions à y adjoindre sont le refroidissement rapide de l'eau cuite et la protection contre le réensemencement par les germes de l'air, des réservoirs et des récipients.

Personne ne pourra défendre les filtres ni l'ébullition de l'eau du reproche d'être une complication d'outillage et un surcroît de dépense, qui les feront échouer bien souvent dans l'hygiène des masses populaires, vis-à-vis des administrations municipales et surtout chez les particuliers.

C'est pourquoi, de l'aveu de tous les hygiénistes, la stérilisation de l'eau par la chaleur, non plus que le filtrage (*Cæterum censeo...*), ne vaut pas une distribution d'eau de source ou de la nappe profonde.

Cette formule s'applique, sans qu'il soit besoin de longs arguments, à l'*épuration chimique*, qui n'est pas d'ordinaire plus rigoureuse que le filtrage industriel, ne peut guère s'adapter à une exploitation en grand, et a le tort de recourir à l'emploi de substances généralement étrangères à l'eau et douées d'une certaine toxicité. On peut en excepter le traitement de l'eau par les acides organiques, y compris ceux du vin ; mais ce traitement ne paraît avoir de chances d'efficacité que vis-à-vis du choléra.

CONCLUSION

Il semble ressortir suffisamment des détails de cette étude, que nous aurions voulu faire moins longue, qu'il existe un certain nombre de circonstances dans lesquelles des matières alimentaires ou des boissons sont *infectées* de germes pathogènes ou de germes capables de décomposer ces substances ou d'en rendre l'usage nuisible.

Ces circonstances sont, le plus souvent, la faute de l'homme et pourraient être évitées, à l'aide d'une surveillance de police sanitaire fortement organisée, en attendant que l'éducation hygiénique des producteurs ou plutôt des masses humaines soit assez développée pour la rendre inutile.

Mais, actuellement et toutes les fois que la pureté des aliments ou boissons, au point de vue des germes, peut être suspectée, il y a lieu de recourir à la stérilisation de ces substances.

Tous les procédés de stérilisation modifient les qualités naturelles des aliments; la plupart les diminuent ou les altèrent à un degré plus ou moins sensible. Tous constituent un supplément de travail, d'outillage et de dépense.

A ce double égard, il convient donc de rechercher le *minimum* indispensable, c'est-à-dire de se borner aux procédés qui détruisent sûrement les germes pathogènes, en tuant du même coup la plupart des saprophytes et en retardant le développement des autres assez longtemps pour que l'aliment puisse être consommé avant leur réveil.

La stérilisation doit rester distincte de la fabrication des conserves, bien que les deux opérations puissent avoir des traits communs et employer les mêmes agents.

Il n'y a pas lieu d'encourager l'emploi des agents chimiques de stérilisation. Le moyen le plus sûr est la chaleur. Il sera également à peu près inoffensif si l'on en maintient l'action dans les limites strictement nécessaires.

De même, parmi les appareils de stérilisation, il faut choisir le plus simple et celui dont le fonctionnement est le moins coûteux, dès qu'il est suffisant.

Finalement, *la stérilisation (réparatrice) est un moyen d'exception et de nécessité. On doit n'en user que dans la mesure la plus restreinte possible et chercher constamment à obtenir les aliments et les boissons dans un état de pureté tel qu'on puisse se passer de ce correctif.*

TABLE DES MATIÈRES

FIN DE LA TABLE DES MATIÈRES

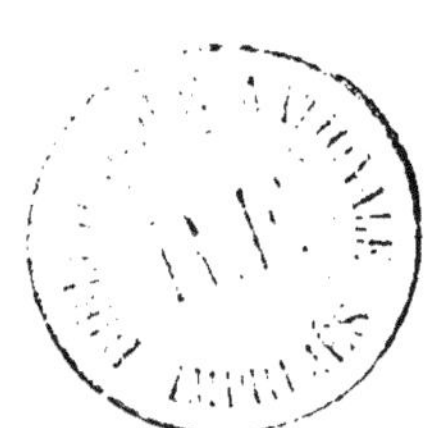

28714. — PARIS. — IMPRIMERIE LAHURE

9, RUE DE FLEURUS, **9**

Bulletin

DES

Annonces

LA STÉRILISATION ALIMENTAIRE.

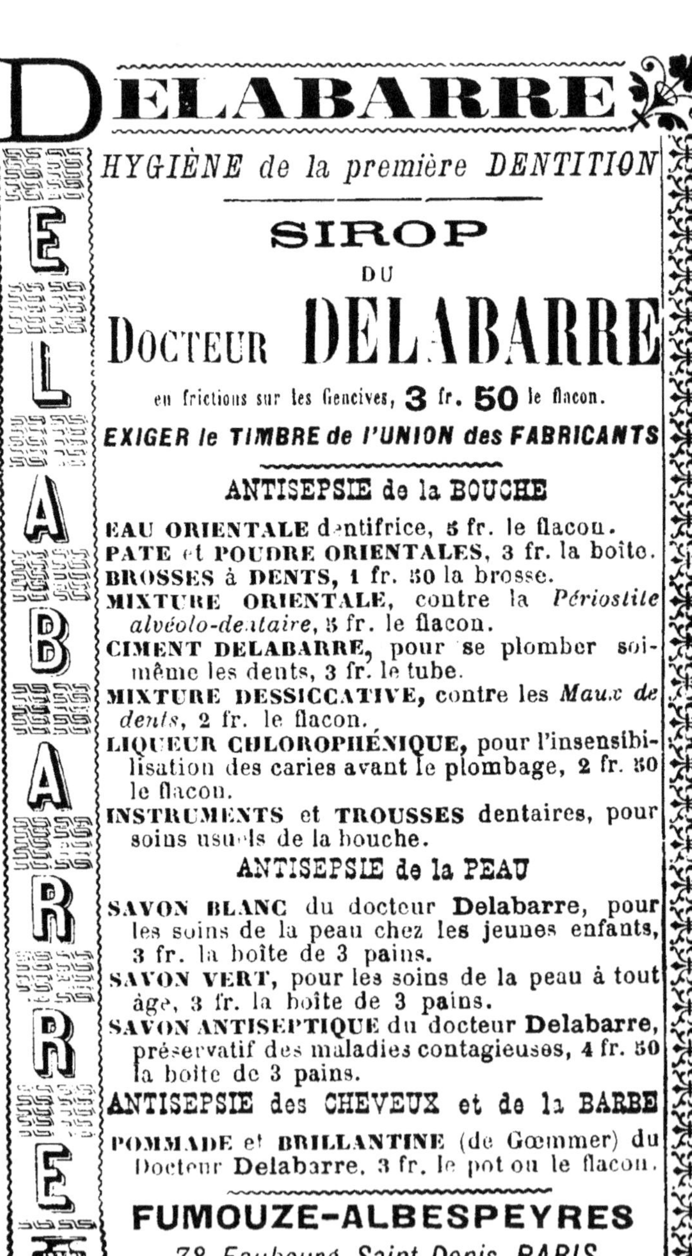

DELABARRE

HYGIÈNE de la première DENTITION

SIROP

DU

Docteur DELABARRE

en frictions sur les Gencives, 3 fr. 50 le flacon.

EXIGER le TIMBRE de l'UNION des FABRICANTS

ANTISEPSIE de la BOUCHE

EAU ORIENTALE dentifrice, 5 fr. le flacon.
PATE et **POUDRE ORIENTALES**, 3 fr. la boîte.
BROSSES à DENTS, 1 fr. 50 la brosse.
MIXTURE ORIENTALE, contre la *Périostite alvéolo-dentaire*, 5 fr. le flacon.
CIMENT DELABARRE, pour se plomber soi-même les dents, 3 fr. le tube.
MIXTURE DESSICCATIVE, contre les *Maux de dents*, 2 fr. le flacon.
LIQUEUR CHLOROPHÉNIQUE, pour l'insensibilisation des caries avant le plombage, 2 fr. 50 le flacon.
INSTRUMENTS et **TROUSSES** dentaires, pour soins usuels de la bouche.

ANTISEPSIE de la PEAU

SAVON BLANC du docteur **Delabarre**, pour les soins de la peau chez les jeunes enfants, 3 fr. la boîte de 3 pains.
SAVON VERT, pour les soins de la peau à tout âge, 3 fr. la boîte de 3 pains.
SAVON ANTISEPTIQUE du docteur **Delabarre**, préservatif des maladies contagieuses, 4 fr. 50 la boîte de 3 pains.

ANTISEPSIE des CHEVEUX et de la BARBE

POMMADE et **BRILLANTINE** (de Gœmmer) du Docteur Delabarre, 3 fr. le pot ou le flacon.

FUMOUZE-ALBESPEYRES

78, Faubourg, Saint-Denis, PARIS